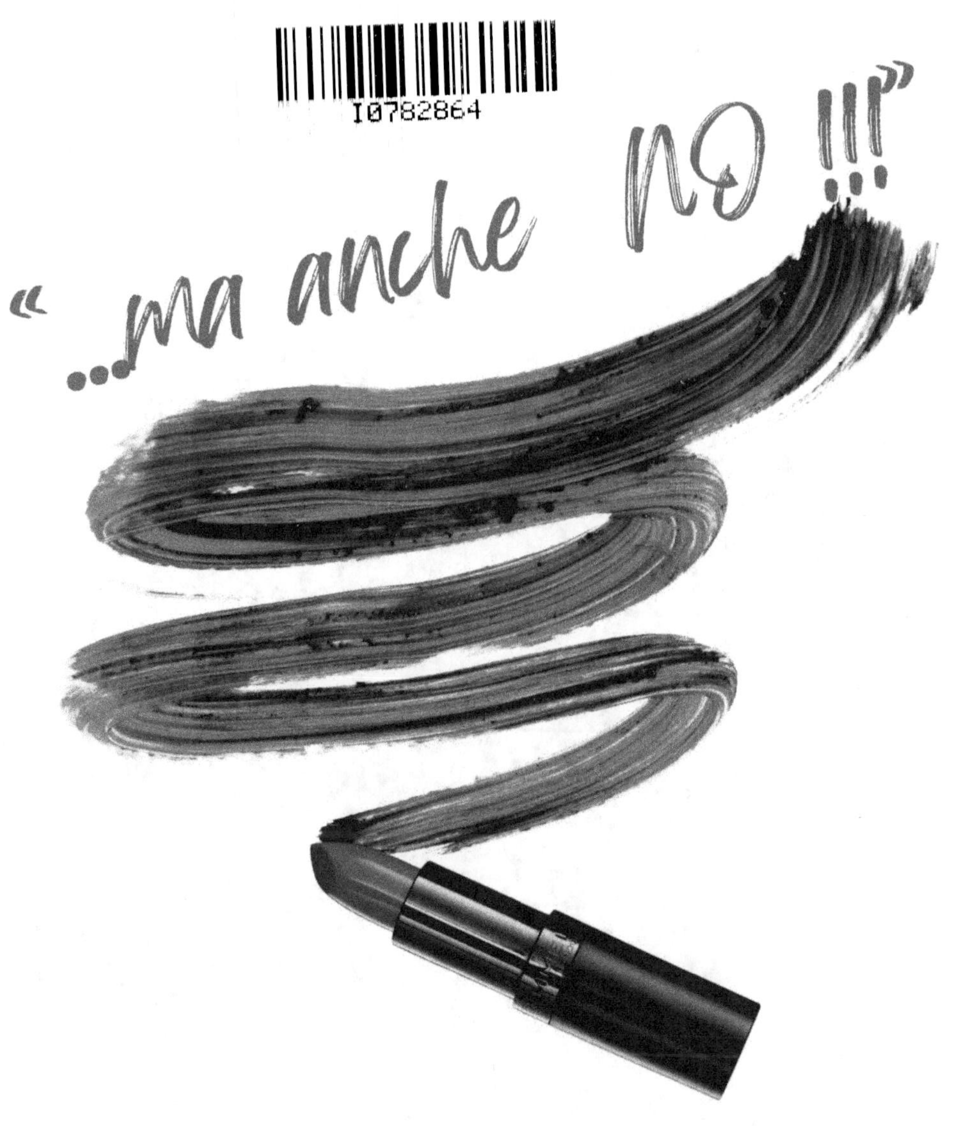

"...ma anche NO !!!"

Guida Essenziale
Alla "Nobile Arte Del Rifiuto"

TECNICHE FURBE PER DONNE SULL'ORLO DI UNA CRISI DI NERVI

L.C. Brighton

INDICE

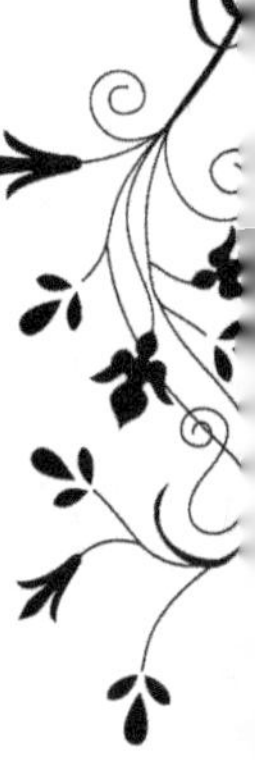

Introduzione

Capitolo 1: Il problema dell'eccessiva accondiscendenza
- La pressione sociale ad essere sempre disponibili
- Gli effetti negativi sulla salute mentale e fisica
- L'importanza di stabilire limiti sani

Capitolo 2: I benefici del saper dire di no
- Migliorare l'autostima e la fiducia in se stesse
- Ridurre lo stress e prevenire il burnout
- Liberare tempo ed energie per le proprie priorità

Capitolo 3: Le radici psicologiche del "sempre sì"
- Il bisogno di approvazione e la paura del rifiuto
- Il senso di colpa e la tendenza al sacrificio di sé
- Le dinamiche famigliari e i condizionamenti culturali

Capitolo 4: Strategie pratiche per dire di no con assertività
- Comunicare in modo chiaro e diretto
- Gestire le obiezioni e le insistenze altrui
- Proporre alternative e compromessi quando possibile

Capitolo 5: Affrontare le reazioni negative al "no"
- Prepararsi alle critiche e alle manipolazioni emotive
- Mantenere la calma e non cedere ai sensi di colpa
- Rafforzare i propri confini con la pratica costante

Capitolo 6: Dire di no a se stesse per crescere

- Resistere alle tentazioni e alle cattive abitudini
- Sviluppare l'autodisciplina per raggiungere obiettivi importanti
- Imparare a delegare e a chiedere aiuto quando serve

Capitolo 7: Trovare l'equilibrio tra il sì e il no

- I benefici della flessibilità e della generosità
- Dire di sì alle opportunità di crescita e alle relazioni sane
- Calibrare le proprie risposte in base al contesto e alle priorità

Conclusioni: Abbracciare il potere del "no" per un "sì" alla vita!

Saluti e Ringraziamenti

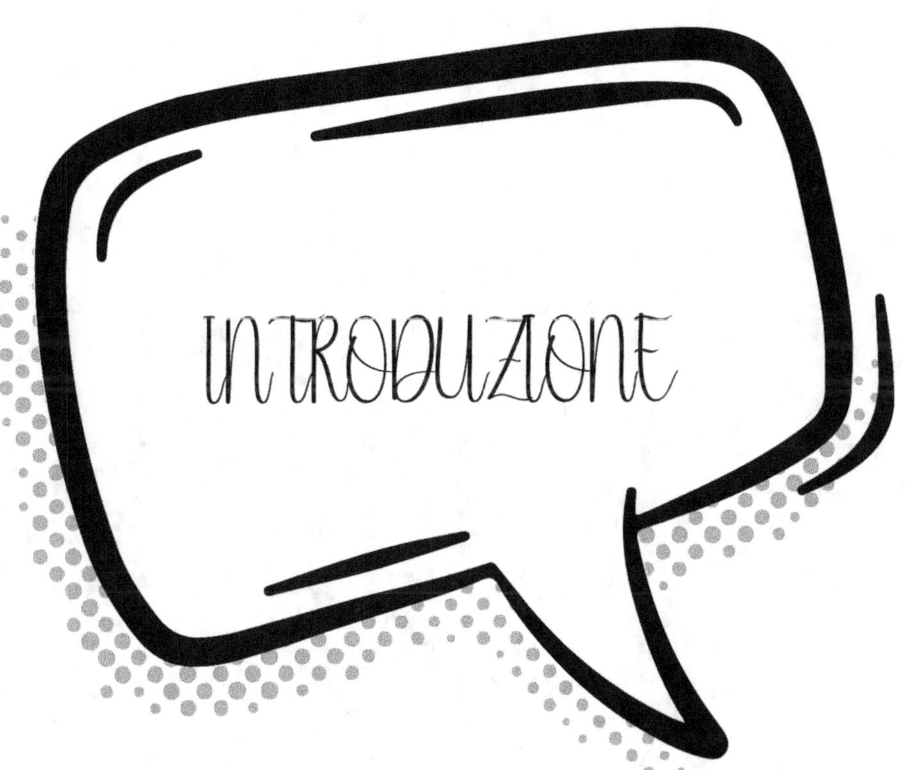

INTRODUZIONE

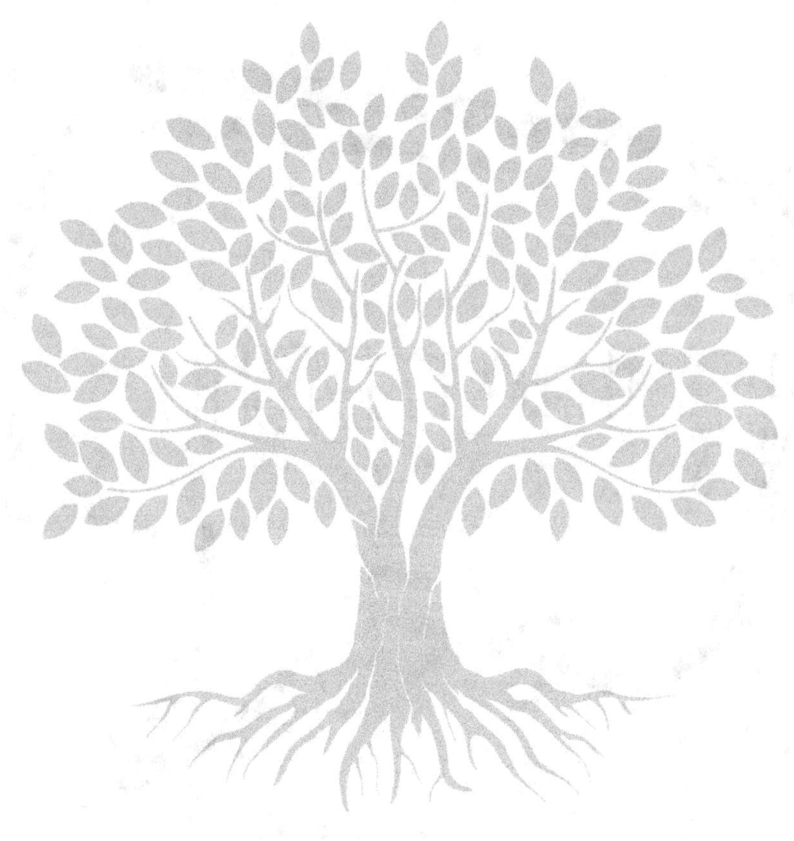

"Dove hai trovato la forza?"
"Siamo donne, tesoro, la forza trova noi."
(Lucy e Charlie Brown - Charles M. Schulz)

Ciao a tutte, amiche!

Siete pronte a fare una chiacchierata seria ma anche un po' scherzosa su un tema che ci tocca da vicino? Sto parlando del nostro "problemino" con il dire di no. Sì, avete capito bene: quel fastidioso bisogno di essere sempre gentili, disponibili e accomodanti, anche a costo di trascurare noi stesse e i nostri desideri.

Quante volte vi siete ritrovate a dire "sì" a un invito o a una richiesta pur non avendone voglia, solo per paura di deludere qualcuno? O magari avete accettato l'ennesimo incarico extra al lavoro, mentre dentro di voi urlavate "no, basta!"? Se questi scenari vi suonano familiari, siete nel posto giusto!

In questo libro, esploreremo insieme le origini di questa nostra tendenza ad essere troppo accondiscendenti e vedremo come imparare a dire di no possa cambiarci la vita in meglio. Vi svelo un segreto: dire no non significa essere egoiste o scortesi, ma prendersi cura di sé e delle proprie esigenze. È un atto di amore verso noi stesse e verso gli altri, perché ci permette di essere più autentiche e di dedicarci a ciò che conta davvero.

Attraverso aneddoti divertenti, esempi pratici e qualche sana risata, impareremo strategie efficaci per comunicare i nostri limiti con grazia e determinazione. Scopriremo come liberarci dai sensi di colpa e dalle manipolazioni emotive di chi non accetta un rifiuto.

E soprattutto, ci alleneremo a dire di no anche a noi stesse, quando sappiamo che certe scelte non ci fanno bene.

Ma non preoccupatevi, non diventeremo delle "donne di ghiaccio" sempre negative! L'obiettivo è trovare un sano equilibrio tra il sì e il no, tra la generosità verso gli altri e la cura di noi stesse.

Perché in fondo, dire qualche no in più ci renderà capaci di dire sì alle cose belle della vita, a partire da noi stesse.

Allora, siete pronte a iniziare questo viaggio di empowerment al femminile? Mettetevi comode, magari con una bella tazza di tè o un calice di vino, e godiamoci insieme questa avventura. Ci aspettano tante risate, qualche lacrima liberatoria e tanti "no" che ci faranno sentire finalmente padrone della nostra vita. Partiamo!

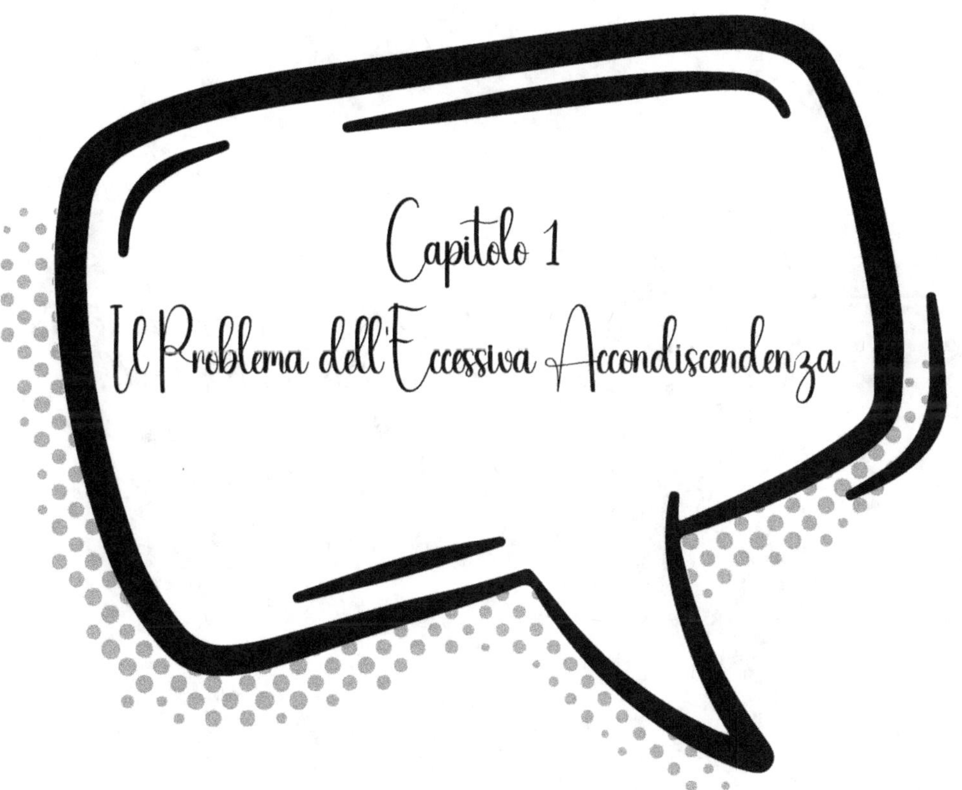
Capitolo 1
Il Problema dell'Eccessiva Accondiscendenza

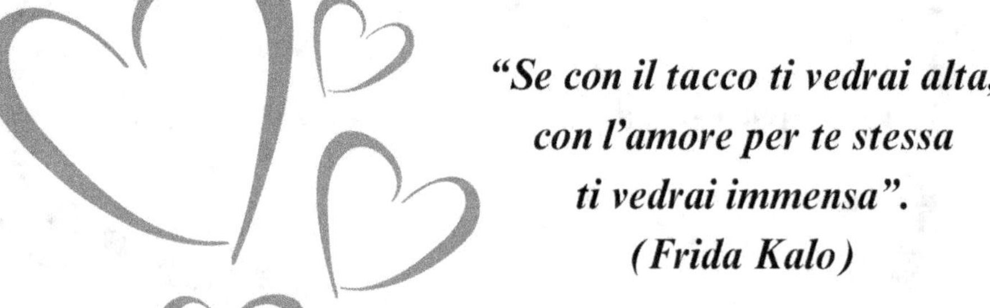

"*Se con il tacco ti vedrai alta,
con l'amore per te stessa
ti vedrai immensa*".
(Frida Kalo)

La Pressione Sociale ad Essere Sempre Disponibili

Allora, care amiche, parliamo un po' di questa benedetta pressione sociale che ci spinge ad essere sempre pronte a dire di sì. È una di quelle cose che ci fa sentire come se fossimo costantemente sotto esame, giudicate per la nostra capacità di essere all'altezza delle aspettative altrui. E diciamocelo, a volte sembra che il mondo intero si aspetti che siamo delle supereroine multitasking, capaci di destreggiarsi tra mille impegni con un sorriso sempre stampato in faccia.

Ma chi l'ha detto che dobbiamo per forza essere delle "yes woman" tout court? Chi ha stabilito che dire di no equivale a fallire come amiche, colleghe, compagne o figlie? Scommetto che anche voi vi siete ritrovate a rimandare i vostri progetti, a mettere in pausa i vostri hobby o a sacrificare il vostro tempo libero per fare spazio alle richieste degli altri. E magari vi siete pure sentite in colpa per aver osato pensare "ma chi me lo fa fare?".

Ecco, è proprio questo il punto: la società ci ha inculcato l'idea che dire di no sia qualcosa di sbagliato, di egoista o addirittura di cattivo. Fin da piccole, ci hanno insegnato a essere brave bambine, ubbidienti e sempre pronte a compiacere. Crescendo, questo condizionamento si è trasformato in un'abitudine a mettere sempre le esigenze altrui prima delle nostre.

Ma vi svelo una cosa: questa pressione ad essere sempre disponibili non è un dato di fatto immutabile. È una costruzione sociale che possiamo imparare a smontare, un po' alla volta. Non dico che sia facile, ci mancherebbe! Però possiamo allenarci a essere più consapevoli di questi meccanismi e a scegliere consapevolmente quando vale la pena dire di sì e quando invece è meglio tirare fuori un bel no, senza troppi rimorsi.

Perché in fondo, la vita è troppo breve per passarla a rincorrere le aspettative altrui, no?

Abbiamo tutto il diritto di decidere come investire il nostro tempo e le nostre energie, senza doverci sempre giustificare. E vi assicuro che quando inizierete a dire qualche no, con gentilezza ma anche con fermezza, vi sentirete più leggere, più autentiche e più in sintonia con voi stesse.

Quindi, care amiche, iniziamo a fare un po' di sano "detox" dalla pressione sociale. Concediamoci il lusso di dire "no, grazie" quando sentiamo che è la risposta giusta per noi. E soprattutto, impariamo a celebrare i nostri no come atti di amor proprio e di rispetto per i nostri bisogni. Ne varrà la pena, parola di un'ex "yes woman" pentita!

Gli Effetti Negativi Sulla Salute Mentale e Fisica

Okay, amiche, è ora di fare un po' di real talk sugli effetti collaterali del nostro "vizio" di dire sempre di sì. Lo so, lo so, non è un argomento molto divertente, ma è importante parlarne per capire fino in fondo perché imparare a dire di no è così cruciale per il nostro benessere.

Partiamo dalla salute mentale. Quante volte vi siete sentite sopraffatte dagli impegni, con l'agenda che scoppia e la sensazione di non avere un minuto per voi stesse? E magari vi siete ritrovate a rimandare sempre più in là le vostre passioni, i vostri momenti di relax, persino le uscite con le amiche, perché "non avete tempo"? Ecco, questa costante sensazione di essere in affanno, di non farcela mai a stare dietro a tutto, può portare dritti dritti verso lo stress cronico e il burnout.

E attenzione, lo stress non è solo una seccatura passeggera! Quando diventa una compagna di vita fissa, può avere ripercussioni serie sulla nostra salute fisica. Pensate all'insonnia, ai mal di testa, ai problemi digestivi... tutte quelle simpatiche somatizzazioni che il nostro corpo ci regala quando siamo sotto pressione. E a lungo andare, lo sappiamo, lo stress può anche aumentare il rischio di sviluppare malattie più serie, dal diabete all'ipertensione fino ai disturbi cardiovascolari.

Ma non è finita qui! Dire sempre di sì può anche intaccare la nostra autostima e la nostra sicurezza in noi stesse.

Perché ogni volta che mettiamo da parte i nostri bisogni per compiacere gli altri, lanciamo a noi stesse il messaggio che le nostre esigenze non contano, che siamo meno importanti delle persone intorno a noi. E a forza di ripetere questo copione, rischiamo di convincercene davvero, di sentirci inadeguate o addirittura "sbagliate" quando osiamo dire di no.

Insomma, care amiche, la nostra tendenza ad essere troppo accondiscendenti non è solo una questione di "essere brave". È una dinamica che può avere conseguenze concrete e tangibili sul nostro equilibrio psicofisico. E questo non significa che dobbiamo diventare delle egoiste incallite, ci mancherebbe! Ma imparare a dire qualche no in più, quando sentiamo che è necessario per preservare la nostra salute e il nostro benessere, non è solo legittimo: è un atto di amore e di rispetto verso noi stesse.

Quindi, la prossima volta che vi ritrovate a dire "sì" controvoglia, prendetevi un momento per chiedervi: "Cosa mi costa questo sì in termini di stress, di energia, di tempo per me?". E se la risposta è "troppo", concedetevi il permesso di dire "no, questa volta passo". La vostra salute (mentale e fisica) vi ringrazierà!

L'Importanza Di Stabilire Limiti Sani

E così, care amiche, arriviamo al dunque: l'importanza di stabilire limiti sani nelle nostre relazioni e nei nostri impegni. Lo so, lo so, la parola "limiti" può suonare un po' antipatica, quasi come se stessimo parlando di costruire dei muri intorno a noi. Ma vi assicuro che non si tratta di diventare delle inavvicinabili! Si tratta semplicemente di imparare a definire e a comunicare ciò che per noi è accettabile e ciò che non lo è.

Pensatela come una sorta di "linea di confine" tra il nostro benessere e il caos del mondo esterno. Una linea che ci aiuta a proteggerci dall'eccesso di richieste, di aspettative e di pressioni che possono travolgerci se non stiamo attente. Immaginate di tracciare un cerchio intorno a voi stesse e di decidere consapevolmente cosa e chi far entrare in quello spazio prezioso, e a quali condizioni.

Perché diciamocelo, non tutti i "sì" sono creati uguali! Ci sono i sì che diciamo con gioia, perché sappiamo che ci arricchiranno e ci faranno stare bene. E poi ci sono i sì che diciamo per senso di colpa, per paura o per abitudine, anche quando sappiamo che ci costeranno più energia di quanta siamo disposte a dare. Ecco, stabilire limiti sani significa imparare a distinguere tra questi due tipi di sì e a scegliere con più consapevolezza a cosa dire "sì, andiamo!" e a cosa invece rispondere "no, questa volta passo".

Ma attenzione, mettere dei limiti non significa essere rigide o inflessibili!

Significa semplicemente avere ben chiare le nostre priorità, i nostri valori e i nostri bisogni, e usarli come bussola per orientare le nostre scelte. Significa essere gentili ma ferme nel comunicare ciò che per noi è importante, senza lasciare che siano sempre gli altri a dettare l'agenda.

E sapete cosa? Stabilire limiti sani non fa bene solo a noi, ma anche alle nostre relazioni!

Perché quando impariamo a dire di no con rispetto e assertività, comunichiamo agli altri che ci prendiamo cura di noi stesse e che ci aspettiamo lo stesso rispetto in cambio. E questo può portare a rapporti più autentici, più equilibrati e più appaganti, basati sulla reciprocità e non sul sacrificio unilaterale.

Quindi, care amiche, iniziamo a disegnare questi nostri "cerchi magici" fatti di limiti amorevoli ma chiari. Non abbiate paura di dire "no" quando sentite che state per sconfinare in territori che non vi fanno stare bene. Ricordate che dire "no" a ciò che non vi nutre è il primo passo per poter dire "sì" a ciò che davvero conta per voi. E fidatevi, con un po' di pratica diventerà sempre più facile! Pronte a tracciare qualche linea (con il rossetto, mi raccomando!)? Forza e coraggio, si parte!

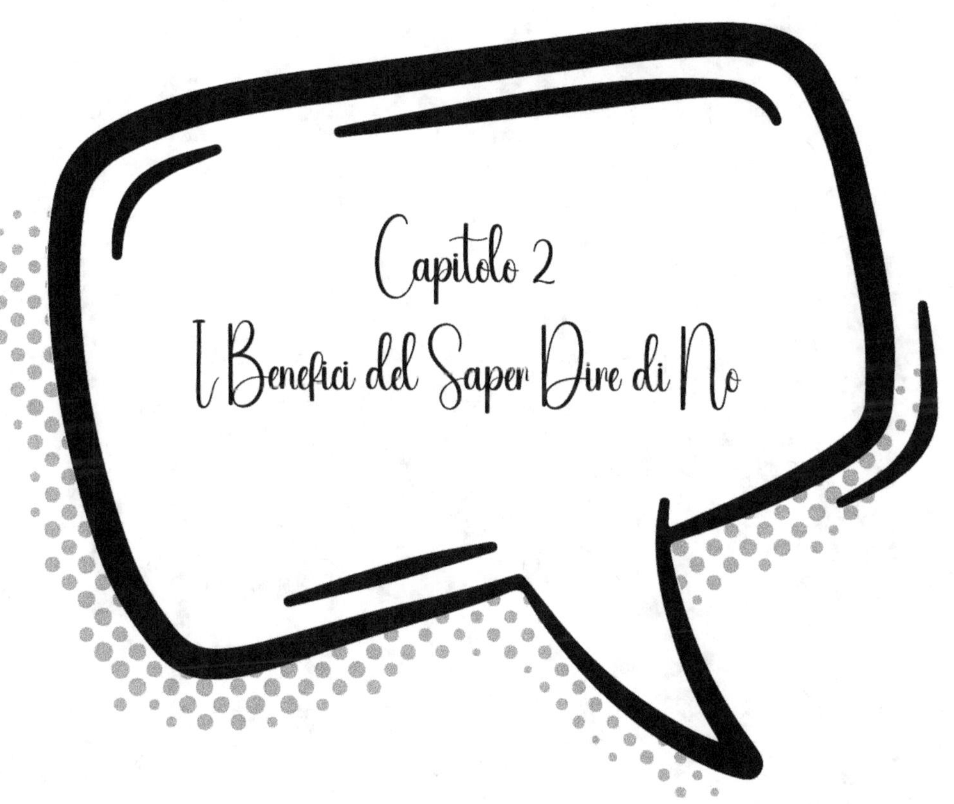
Capitolo 2
I Benefici del Saper Dire di No

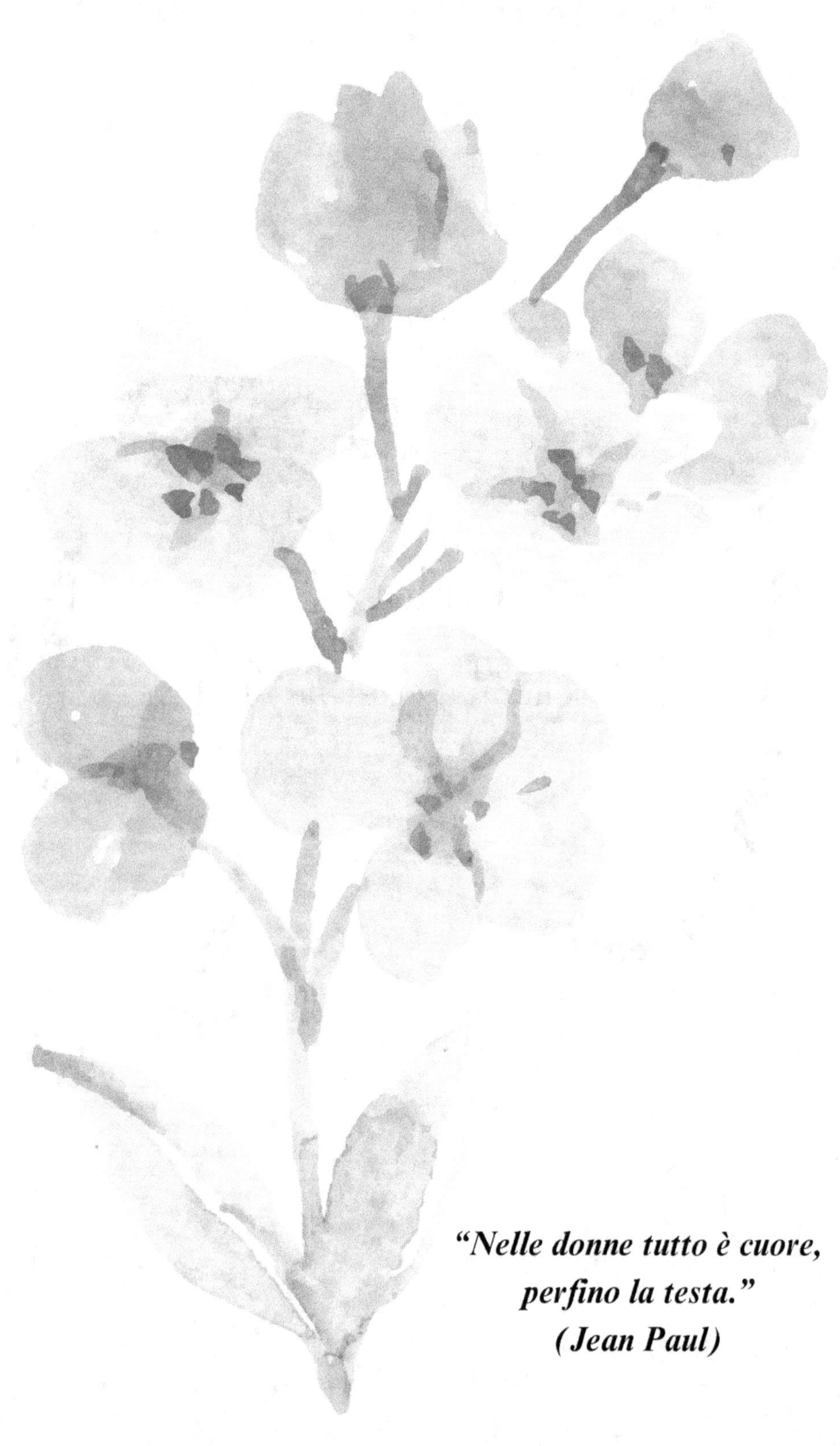

"Nelle donne tutto è cuore,
perfino la testa."
(Jean Paul)

Migliorare L'Autostima E La Fiducia In Se Stesse

Allora, amiche mie, passiamo a uno dei "bonus" più interessanti del dire di no: il boost all'autostima e alla fiducia in noi stesse! Sì, avete capito bene, imparare a pronunciare quelle due magiche letterine può fare miracoli per il nostro amor proprio. E vi dirò di più: può anche trasformarci in quelle donne sicure di sé e un po' misteriose che hanno sempre fatto invidia a tutte noi. Sapete di cosa parlo, no? Quelle che quando dicono "no" lo fanno con una grazia e una determinazione da fare impallidire chiunque!

Ma scherzi a parte, stabilire limiti sani e imparare a dire di no quando necessario può davvero aiutarci a costruire una relazione più positiva con noi stesse. Perché ogni volta che scegliamo di mettere i nostri bisogni e i nostri desideri al primo posto, ci mandiamo un messaggio potente: che siamo degne di rispetto, di cura e di considerazione. Che non siamo "sbagliate" o "cattive" se a volte anteponiamo il nostro benessere alle richieste altrui. Che abbiamo tutto il diritto di dire "no" senza sentirci in colpa o in difetto.

E sapete cosa succede quando iniziamo a interiorizzare questi messaggi? Piano piano, la nostra autostima si rinforza. Iniziamo a vederci come persone capaci di prendere decisioni sagge per noi stesse, di difendere i nostri spazi e di affermare i nostri bisogni. E questa nuova consapevolezza si riflette anche all'esterno: diventiamo più sicure nel comunicare i nostri limiti, più ferme nel farli rispettare, più serene nel gestire eventuali reazioni negative.

Ma non finisce qui! Imparare a dire di no può anche aiutarci a scoprire e valorizzare aspetti di noi stesse che magari avevamo sempre messo in secondo piano. Magari ci accorgeremo di avere un talento per l'assertività, o di essere molto più resilienti di quanto pensassimo.

O ancora, potremmo riscoprire passioni e interessi che avevamo sacrificato sull'altare del "fare sempre piacere agli altri".

Insomma, care amiche, dire di no non è solo una questione di "togliere" o "rifiutare". È anche un potente strumento di crescita personale, che può aiutarci a fiorire in versioni più autentiche e più felici di noi stesse. Quindi, la prossima volta che vi ritrovate a dire un "no" con il cuore in gola, ricordate: state facendo un regalo prezioso alla vostra autostima! E chi lo sa, magari un giorno sarete voi quelle donne affascinanti e un po' irraggiungibili che dicono "no" con uno schiocco di dita e un sorriso enigmatico. Mai porre limiti ai sogni, no?

Ridurre Lo Stress E Prevenire Il Burnout

E ora, amiche mie, parliamo di un altro "effetto collaterale" positivo del saper dire di no: la riduzione dello stress e la prevenzione del temutissimo burnout. Sì, avete capito bene, imparare a pronunciare quelle due magiche letterine può essere il nostro superpotere segreto contro l'esaurimento fisico ed emotivo che troppo spesso ci ruba il sorriso e la serenità. Perché diciamocelo, quante volte ci siamo sentite come delle pile scariche, prosciugate da mille impegni e incapaci di ricaricarci?

Il punto è che quando diciamo sempre di sì, anche a costo di sacrificare noi stesse, stiamo fondamentalmente invitando lo stress a prendere residenza permanente nelle nostre vite. E attenzione, non stiamo parlando di quel pizzico di adrenalina che ci fa sentire vive e ci sprona a dare il meglio di noi. No, stiamo parlando di quello stress cronico e logorante che ci fa sentire sempre in affanno, sempre inadeguate, sempre sull'orlo di una crisi di nervi.

Ma imparare a dire di no quando necessario può essere la nostra ancora di salvezza in questo mare di tensione. Perché ogni volta che decidiamo di mettere un limite, di rifiutare un impegno che sappiamo essere troppo gravoso, di anteporre il nostro benessere alle aspettative altrui, stiamo in realtà facendo un passo verso una vita più equilibrata e più serena. Stiamo creando spazi di respiro, momenti di pausa in cui ricaricare le energie e ritrovare il centro di noi stesse.

E non sottovalutate il potere rigenerante di questi spazi! Quando ci concediamo il lusso di dire "no" agli impegni che ci sfiancano, possiamo finalmente dire "sì" a ciò che ci nutre davvero: il riposo, il relax, le attività che ci appassionano, il tempo di qualità con le persone che amiamo. E questa non è solo una questione di "coccole" (anche se, intendiamoci, le coccole non fanno mai male!).

È una questione di salute mentale, di equilibrio emotivo, di prevenzione del burnout.

Perché il burnout, care amiche, non è uno scherzo. È quella condizione di esaurimento fisico, mentale ed emotivo che ci fa sentire svuotate, disilluse, incapaci di provare gioia o entusiasmo. E purtroppo, è un rischio sempre in agguato quando ci spingiamo continuamente oltre i nostri limiti, quando diciamo "sì" fino a perdere di vista noi stesse.

Ma imparare a dire di no con saggezza può essere il nostro scudo contro questo nemico subdolo. Ogni "no" pronunciato con consapevolezza è un passo verso una vita più sostenibile, in cui lo stress è un ospite di passaggio e non un coinquilino fisso. Ogni "no" detto con gentilezza ma con fermezza è una dichiarazione di amore verso noi stesse, un impegno a proteggerci e a preservare il nostro benessere.

Quindi, amiche mie, non abbiate paura di dire "no" quando sentite che lo stress bussa alla vostra porta con troppa insistenza. Ricordate che prendervi cura di voi stesse non è un lusso, ma una necessità.

E fidatevi, il mondo non crollerà se ogni tanto vi concedete il sacrosanto diritto di staccare la spina e ricaricare le pile. Anzi, potreste scoprire che un "no" detto al momento giusto è il primo passo verso un "sì" a una vita più appagante e più serena. Che ne dite, ci state? Pronti a fare un bel respiro e a dire "no" allo stress una volta per tutte?

Liberare Tempo Ed Energie Per Le Proprie Priorità

E ora, amiche mie, parliamo di uno dei regali più preziosi che il dire di no può farci: liberare tempo ed energie per le nostre priorità, per quelle cose che danno davvero senso e gioia alla nostra vita. Perché diciamocelo, quante volte ci siamo ritrovate a correre come criceti sulla ruota, sempre di fretta, sempre con mille impegni, ma con la sensazione di non stare facendo nulla di davvero significativo per noi stesse? Ecco, imparare a dire di no con saggezza può essere la nostra bacchetta magica per spezzare questo incantesimo di frenesia e ritrovare il controllo del nostro tempo e delle nostre energie.

Pensateci: ogni volta che diciamo "sì" a qualcosa, in realtà stiamo dicendo "no" a qualcos'altro. Quando accettiamo un impegno che non ci entusiasma, stiamo rinunciando a dedicare quel tempo a qualcosa che potrebbe riempirci di gioia. Quando ci carichiamo di responsabilità solo per compiacere gli altri, stiamo sottraendo energie preziose ai nostri progetti e ai nostri sogni. È come se avessimo un budget limitato di tempo e di energia, e ogni "sì" detto senza convinzione fosse una spesa inutile che ci allontana dalle nostre vere priorità.

Ma quando impariamo a dire di no alle cose che non sono in linea con i nostri valori e obiettivi, ecco che si apre un mondo di possibilità. All'improvviso, ci ritroviamo con del tempo libero da dedicare a ciò che ci appassiona davvero: che sia un hobby creativo, un corso di formazione, del

volontariato o semplicemente del sano relax con le persone che amiamo. E più diamo spazio a queste attività nutrienti, più sentiamo crescere in noi l'energia, l'entusiasmo e la sensazione di pienezza.
Certo, all'inizio può far paura "deludere" gli altri o rinunciare a certi impegni.

Ma vi invito a fare un piccolo esperimento: per una settimana, provate a dire di no a tutte quelle richieste che vi fanno pensare "meh, se proprio devo". E tenete traccia di come utilizzate il tempo e le energie risparmiate: dedicatele a qualcosa che vi fa brillare gli occhi, che vi fa sentire vive e allineate con voi stesse. Sono pronta a scommettere che vi stupirete di quanto vi sentirete più leggere, più ispirate e più padrone della vostra vita.
Perché in fondo, amiche mie, la vita è troppo preziosa per passarla a rincorrere le aspettative altrui o a sprecare il nostro potenziale in cose che non ci appassionano. Ognuna di noi ha un fuoco unico che arde dentro di sé, fatto di talenti, di sogni e di desideri. E coltivare questo fuoco, dargli lo spazio e il nutrimento che merita, è forse la cosa più importante che possiamo fare per noi stesse e per il mondo.

Quindi, care amiche, non abbiate paura di dire qualche "no" strategico per poter dire "sì" alle vostre priorità. Ricordate che il vostro tempo e le vostre energie sono i beni più preziosi che avete: spendeteli con saggezza, dedicateli a ciò che fa cantare il vostro cuore.

E fidatevi, quando inizierete a vivere in sintonia con le vostre passioni e i vostri valori, sperimenterete una sensazione di pienezza e di appagamento che nessun "sì" detto per compiacere può eguagliare. Che il vostro "no" più coraggioso possa essere il primo passo verso una vita straordinariamente vostra. Vi abbraccio forte!

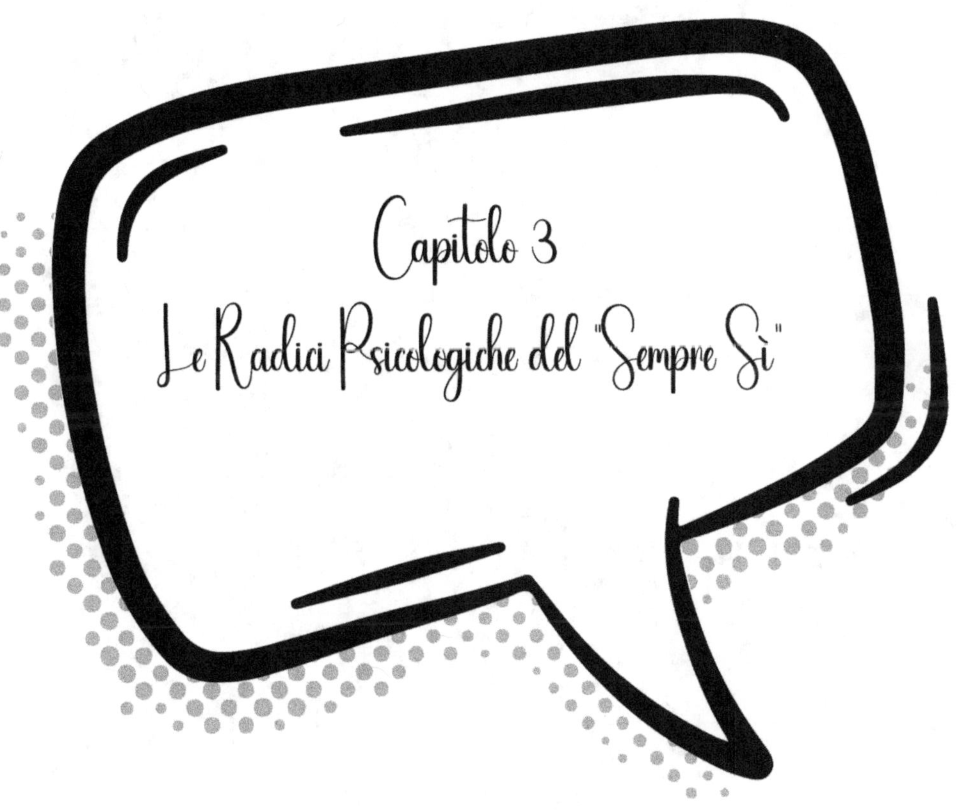
Capitolo 3
Le Radici Psicologiche del "Sempre Sì"

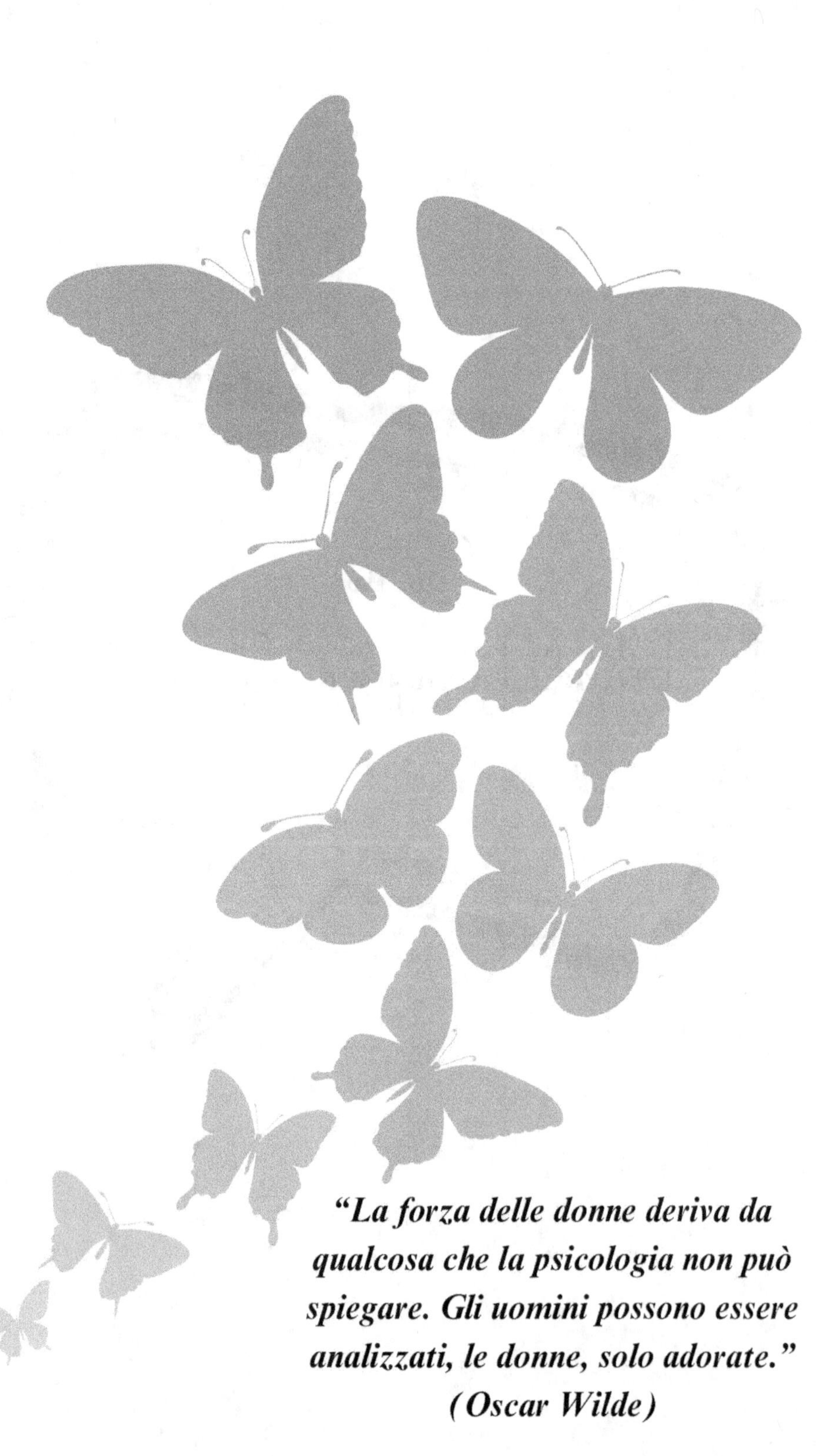

"*La forza delle donne deriva da qualcosa che la psicologia non può spiegare. Gli uomini possono essere analizzati, le donne, solo adorate.*"
(*Oscar Wilde*)

Il Bisogno Di Approvazione E La Paura Del Rifiuto

E così, amiche mie, entriamo nel vivo delle nostre "sabbie mobili emotive", quei meccanismi interiori che ci rendono così difficile dire di no, anche quando sappiamo che sarebbe la cosa giusta da fare. E tra questi, il bisogno di approvazione e la paura del rifiuto sono sicuramente due dei più insidiosi e diffusi. Perché diciamocelo, quante volte ci siamo ritrovate a dire "sì" con un sorriso tirato, solo per evitare di deludere qualcuno o di sentirci escluse? Quante volte abbiamo messo da parte i nostri desideri e bisogni per compiacere gli altri, per sentirci accettate e amate?

Attenzione, non sto dicendo che il desiderio di essere apprezzate e incluse sia sbagliato in sé. Anzi, è una cosa profondamente umana e naturale. Il problema sorge quando questo bisogno diventa così preponderante da farci perdere di vista noi stesse, da spingerci a dire sempre "sì" anche a costo della nostra serenità e del nostro benessere. È come se avessimo un "criceto interiore" che corre sulla ruota del "voglio piacere a tutti", e più cerchiamo di accontentare gli altri, più il criceto corre veloce, più ci sentiamo esauste e insoddisfatte.

Ma come facciamo a scendere da questa ruota? Come possiamo imparare a gestire il nostro bisogno di approvazione in modo sano ed equilibrato? Beh, il primo passo è prendere consapevolezza di questo meccanismo, osservarlo con curiosità e senza giudizio. Quando vi ritrovate sul punto di dire "sì" controvoglia, fermatevi un

attimo e chiedetevi: "Lo sto facendo perché lo voglio davvero o perché ho paura di deludere qualcuno? Cosa succederebbe se dicessi di no?".
Spesso, ci rendiamo conto che le nostre paure sono sovradimensionate, che le conseguenze di un "no" gentile e assertivo non sono poi così catastrofiche come immaginiamo.

Certo, qualcuno potrebbe rimanerci male o non capire, ma questo non significa che siamo "cattive" o che veniamo rifiutate come persone. Significa solo che stiamo imparando a prenderci cura di noi stesse, a rispettare i nostri limiti e a comunicarli con chiarezza.
E qui entra in gioco il secondo passo: coltivare l'autostima e l'amore per noi stesse. Più impariamo ad apprezzarci e ad accettarci per quello che siamo, con le nostre qualità e i nostri difetti, meno avremo bisogno dell'approvazione esterna per sentirci valevoli e degne di amore. Inizieremo a capire che il nostro valore non dipende dai "sì" che diciamo, ma da quanto siamo fedeli a noi stesse e ai nostri valori.
Quindi, amiche mie, se il vostro "criceto interiore" sta correndo troppo veloce, prendetevi un momento per coccolarlo e rassicurarlo. Ditegli che va bene avere bisogno di affetto e di approvazione, ma che non deve per forza cercarli dicendo sempre "sì". Ditegli che siete fiere di lui quando ha il coraggio di dire "no" per prendersi cura di sé, e che questo non vi rende meno adorabili o degne di amore.

E soprattutto, ricordate a voi stesse che un "no" detto con gentilezza e rispetto non è un rifiuto della persona, ma un'affermazione di un limite o di un bisogno. E le persone che vi amano davvero, quelle che tengono al vostro benessere, sapranno capirlo e apprezzarlo. Anzi, il vostro "no" potrebbe addirittura ispirare loro a fare altrettanto, a prendersi cura di sé con più amore e coraggio.

Quindi, care amiche, non lasciate che il bisogno di approvazione vi porti fuori strada. Abbracciate il vostro "criceto interiore", ma non lasciate che sia lui a guidare il volante della vostra vita. Abbiate il coraggio di dire "no" quando è necessario, sapendo che questo non vi rende meno amate, ma più autentiche e fedeli a voi stesse. E fidatevi, quando inizierete a onorare i vostri limiti e bisogni con amore e rispetto, attirerete nelle vostre vite persone e situazioni che fanno altrettanto. Che il vostro "no" più coraggioso possa essere un "sì" all'amore più grande e importante: quello per voi stesse. Vi abbraccio forte, con il mio "no" migliore!

Il Senso Di Colpa E La Tendenza

Al Sacrificio Di Sé

E ora, amiche mie, parliamo di un altro "mostro" emotivo che spesso ci impedisce di dire di no con serenità: il senso di colpa, quell'ospite indesiderato che si intrufola nella nostra mente ogni volta che osiamo mettere noi stesse al primo posto. È come se avessimo un "grillo parlante" interiore che ci sussurra all'orecchio: "Come puoi essere così egoista? Pensa agli altri, non puoi deluderli! Devi sacrificarti, è il tuo dovere!". E così, spinte da questo "grillo" insistente, finiamo per dire "sì" anche quando tutto il nostro essere ci grida "no", per caricarci di responsabilità e impegni fino a sentirci esauste e svuotate.

Ma vi siete mai chieste da dove viene questo senso di colpa? Perché ci sentiamo così in difetto quando diciamo di no, anche se sappiamo che è la cosa giusta da fare per noi stesse? Beh, spesso è il risultato di condizionamenti e aspettative sociali che abbiamo interiorizzato fin da piccole, soprattutto in quanto donne. Ci hanno insegnato che il nostro valore dipende dalla nostra capacità di prenderci cura degli altri, di mettere sempre i bisogni altrui prima dei nostri, di essere "brave bambine" che non creano problemi.

Ma vi svelo un segreto, amiche mie: questo non è amore, è auto-sabotaggio mascherato da altruismo. Perché sacrificare noi stesse sull'altare delle aspettative altrui non ci rende persone migliori, ma solo più stanche, risentite e infelici. E alla fine, questo non fa bene a nessuno, né a noi né alle persone che ci circondano. Perché se non siamo in grado di prenderci cura di noi stesse, di rispettare i nostri limiti e bisogni, come possiamo aspettarci di avere le energie e la serenità per essere davvero presenti per gli altri?

Ecco perché è così importante imparare a gestire il nostro senso di colpa, a riconoscerlo come un'emozione legittima ma non sempre affidabile. Quando sentiamo quel "grillo" che ci spinge a dire "sì" controvoglia, prendiamoci un momento per interrogarlo con gentilezza: "Caro grillo, so che vuoi spingermi a fare la cosa 'giusta', ma è davvero così? O forse, dicendo di no, sto facendo la cosa giusta per me stessa in questo momento?".

Impariamo a distinguere tra il senso di colpa "sano", quello che ci avvisa quando stiamo davvero facendo qualcosa di sbagliato o di dannoso per gli altri, e quello "tossico", che ci fa sentire in difetto solo perché osiamo prenderci cura di noi stesse. E quando riconosciamo questo senso di colpa "tossico", respiriamo profondamente e ricordiamoci che dire di no con gentilezza e rispetto non è egoismo, ma un atto di amore verso noi stesse e verso gli altri.

Perché il vero amore, quello sano e nutriente, non chiede il sacrificio di sé. Il vero amore vuole vederci fiorire, vuole che siamo felici e in pace con noi stesse. E a volte, il modo migliore per amare qualcuno è dire di no, è segnare un limite che ci permetta di essere presenti a noi stesse e agli altri in modo autentico e sostenibile.

Quindi, amiche mie, se quel "grillo del senso di colpa" si fa sentire un po' troppo, prendetevi un momento per coccolarlo e rassicurarlo. Ditegli che apprezzate la sua preoccupazione per gli altri, ma che prendervi cura di voi stesse non è egoismo, è saggezza e amore. Ditegli che quando siete in pace con voi stesse, quando rispettate i vostri limiti e bisogni, avete molto di più da offrire al mondo.

E soprattutto, ricordate a voi stesse che il vostro valore non dipende dai "sì" che dite o dai sacrifici che fate. Il vostro valore è intrinseco, è nella vostra essenza di creature meravigliose e uniche. E più imparerete a onorarvi e ad amarvi, più il vostro amore sarà un dono prezioso per tutti coloro che vi circondano.

Quindi, care amiche, non lasciate che il senso di colpa vi porti fuori strada. Abbracciate il vostro "grillo parlante", ma non lasciate che sia lui a dettare le regole della vostra vita. Abbiate il coraggio di dire "no" quando è necessario, sapendo che questo non vi rende meno buone o amorevoli, ma più autentiche e in contatto con voi stesse. E fidatevi, quando inizierete a prendervi cura di voi con amore e rispetto, il vostro amore per gli altri sarà ancora più profondo e genuino. Che il vostro "no" più coraggioso possa essere un "sì" all'amore più grande: quello per voi stesse e per la meravigliosa vita che meritate di vivere. Vi abbraccio forte, con tutto il mio amore senza sensi di colpa!

Le Dinamiche Famigliari E

I Condizionamenti Culturali

E così, amiche mie, arriviamo a un altro "nodo" cruciale nella nostra esplorazione dell'arte del dire di no: le influenze famigliari e culturali che, spesso senza che nemmeno ce ne accorgiamo, plasmano il nostro modo di relazionarci con noi stesse e con gli altri. Perché diciamocelo, non siamo cresciute nel vuoto, ma in un intricato tessuto di aspettative, ruoli e messaggi più o meno espliciti su cosa significa essere una "brava figlia", una "brava moglie", una "brava madre" o una "brava donna". E spesso, questi condizionamenti ci portano a mettere da parte i nostri bisogni e desideri, a dire sempre "sì" anche quando tutto il nostro essere ci grida "no".

Pensate per un momento alla vostra famiglia d'origine, alle donne che vi hanno cresciute e ispirate. Che messaggi avete ricevuto, espliciti o impliciti, sul valore del sacrificio di sé, sull'importanza di mettere sempre gli altri al primo posto? Forse avete visto vostra madre, vostra nonna o altre figure femminili di riferimento dedicare tutta sé stessa alla cura della famiglia, mettendo da parte i propri sogni e bisogni. O forse avete sentito frasi come "una brava donna deve sempre..." o "una vera madre fa...".

Senza rendercene conto, assimiliamo questi modelli e iniziamo a credere che per essere amate e accettate dobbiamo sempre anteporre gli altri a noi stesse.

E non dimentichiamo l'influenza della cultura più ampia

in cui siamo immerse, con i suoi stereotipi e le sue aspettative di genere. Quante volte abbiamo sentito che le donne sono "naturalmente" più inclini al sacrificio, che devono essere sempre disponibili e accondiscendenti per essere "vere donne"? Questi messaggi, ripetuti nel tempo, possono creare in noi un senso di colpa o di inadeguatezza quando osiamo dire di no, quando scegliamo di prenderci cura di noi stesse.

Ma vi invito a fare un passo indietro, amiche mie, e a guardare questi condizionamenti con occhi nuovi. Chiediamoci: questi modelli di sacrificio e abnegazione ci hanno davvero rese più felici, più realizzate, più capaci di amare? O forse, a volte, hanno creato in noi risentimento, stanchezza, un senso di perdita di sé? E soprattutto, sono davvero l'unico modo per essere donne amorevoli e di valore?

Io credo di no. Credo che sia possibile, anzi necessario, creare nuovi modelli di femminilità e di cura, che includano il rispetto per sé stesse e per i propri bisogni. Modelli in cui dire di no con amore e consapevolezza non è un tabù, ma un atto di saggezza e di equilibrio. Perché essere una donna amorevole non significa annullarsi, ma portare nel mondo la pienezza di ciò che siamo, con i nostri limiti e i nostri desideri.

Quindi, care amiche, vi invito a fare un lavoro di consapevolezza su questi condizionamenti. Quando vi ritrovate a dire "sì" controvoglia, chiedetevi: "Da dove viene questo 'sì'? È davvero mio o è il frutto di aspettative e ruoli che ho assorbito?".

E se riconoscete che viene da un condizionamento che non vi appartiene più, concedetevi il permesso di lasciarlo andare, di scegliere una risposta più autentica e amorevole per voi stesse.

Non è sempre facile, lo so. A volte, dire di no può suscitare resistenze o incomprensioni in chi ci circonda, soprattutto se stiamo rompendo schemi familiari o culturali consolidati. Ma ricordate che il cambiamento inizia sempre da piccoli atti di coraggio, da scelte consapevoli che facciamo giorno dopo giorno. E più sarete fedeli a voi stesse, più il vostro esempio ispirerà altre donne a fare altrettanto, a creare nuovi modelli di cura e di relazione.

Quindi, amiche mie, siate gentili ma ferme nel vostro processo di liberazione da questi condizionamenti.

Abbracciate con amore la vostra famiglia e la vostra cultura, ma non lasciate che definiscano i confini della vostra identità e del vostro valore. Abbiate il coraggio di essere le donne che siete chiamate a essere, con i vostri "sì" e i vostri "no" più autentici. E fidatevi, quando onorerete la vostra verità con amore e rispetto, porterete nel mondo una luce nuova, un modo di amare e di prendersi cura che include e nutre tutte noi. Che il vostro "no" più coraggioso possa essere un "sì" a una nuova visione di femminilità, fatta di autenticità, di equilibrio e di amore incondizionato per sé stesse. Vi abbraccio forte, sorelle nel coraggio e nella libertà!

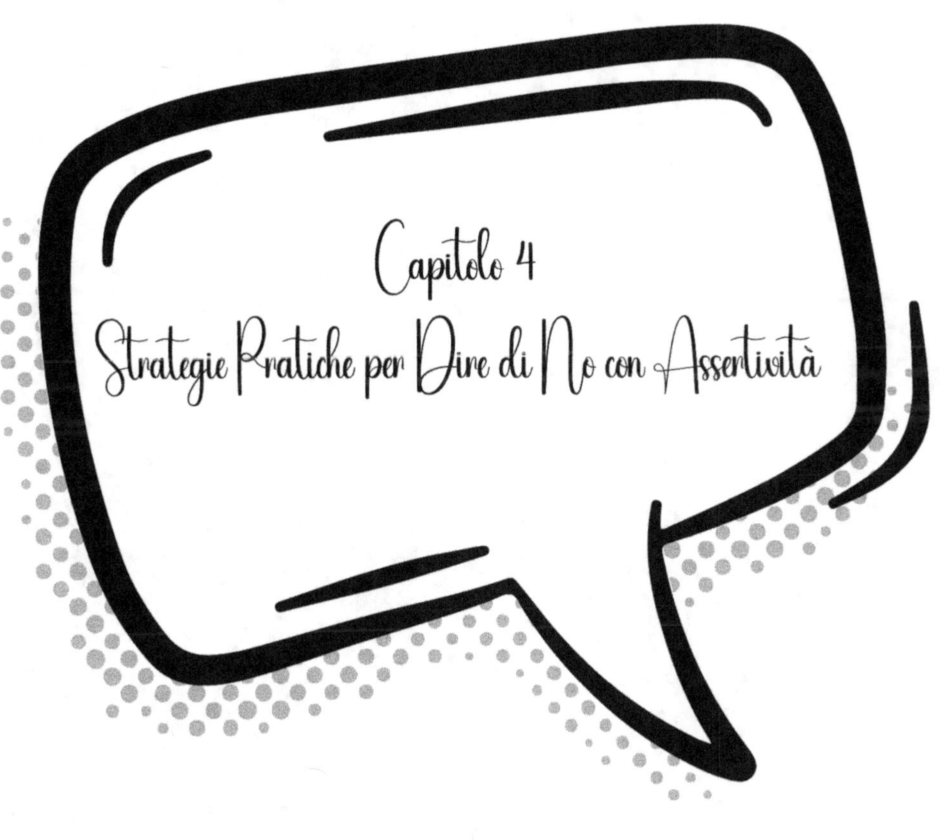
Capitolo 4
Strategie Pratiche per Dire di No con Assertività

"*Maschi, ricordatevi: quando un giorno
nella corsa della vita una donna vi busserà
alle spalle non è perché è rimasta indietro,
è che vi ha doppiati.*"
(Geppi Cucciari)

Comunicare In Modo Chiaro E Diretto

E ora, amiche mie, entriamo nel vivo dell'arte del dire di no con grazia ed efficacia. Perché diciamocelo, non basta sapere che è importante stabilire dei limiti, bisogna anche saperli comunicare in modo chiaro e assertivo. E qui, la parola chiave è proprio "chiarezza". Niente giri di parole, niente messaggi criptici o speranze che gli altri leggano nel nostro pensiero. Se vogliamo che il nostro "no" sia rispettato, dobbiamo imparare a dirlo in modo diretto e inequivocabile.

Lo so, lo so, può sembrare più facile a dirsi che a farsi. Soprattutto se siamo abituate a usare un linguaggio indiretto o a cercare di addolcire la pillola per non ferire i sentimenti altrui. Ma vi assicuro che, con un po' di pratica e di coraggio, diventerà sempre più naturale. E il primo passo è proprio allenarsi a usare frasi semplici e assertive, che non lascino spazio a dubbi o interpretazioni.

Invece di dire "Mi dispiace, non credo di poterlo fare" o "Non so se ho tempo", proviamo con un bel "No, non posso" o "No, questo non funziona per me". Semplice, diretto, senza troppi fronzoli. E se proprio vogliamo aggiungere una spiegazione, facciamolo in modo conciso e onesto, senza sentirci in dovere di giustificarci all'infinito. Qualcosa come "No, ho già altri impegni" o "No, devo dare la priorità alla mia salute in questo momento".

E qui, amiche mie, permettetemi di fare una piccola digressione sull'importanza di essere sincere nei nostri "no". Perché a volte, nella foga di voler essere gentili o di evitare il conflitto, finiamo per inventare scuse o per fare promesse che non possiamo mantenere. Ma a lungo andare, questa strategia si ritorce contro di noi, perché mina la nostra credibilità e ci lascia con un senso di disagio interiore.

Quindi, se non potete o non volete fare qualcosa, diciamolo chiaramente, senza mezze verità o false speranze. Un "no" onesto, anche se a volte scomodo, è sempre meglio di un "sì" forzato o di una bugia.

Ma attenzione, la chiarezza non significa essere brutali o insensibili. Possiamo essere dirette e assertive pur mantenendo un tono gentile e rispettoso. Anzi, aggiungere una nota di empatia o di apprezzamento può aiutare a far passare il nostro messaggio in modo più positivo. Ad esempio, invece di dire solo "No, non posso venire alla tua festa", proviamo con "Grazie per l'invito, mi fa piacere che tu abbia pensato a me. Purtroppo questo weekend non posso proprio, ma spero che ti divertirai un mondo!".

Insomma, care amiche, comunicare il nostro "no" in modo chiaro e assertivo è un'arte che si può imparare con un po' di allenamento e di buona volontà. Non aspettatevi di diventare delle esperte dall'oggi al domani, ma concedetevi il permesso di sperimentare, di sbagliare e di imparare dai vostri successi e dalle vostre cadute. E soprattutto, ricordate che ogni "no" detto con chiarezza e rispetto è un passo verso una vita più autentica e appagante, in cui le vostre parole e le vostre azioni sono in armonia con i vostri valori più profondi.

Quindi, care amiche, mettete da parte il timore e abbracciate la chiarezza del vostro "no". Ditelo con un sorriso, con gentilezza, ma senza esitazioni o giri di parole. E fidatevi, più lo farete, più vi sentirete forti, libere e padrone della vostra vita. Vi abbraccio forte, con tutta la mia stima per il vostro coraggio e la vostra autenticità!

Gestire Le Obiezioni E Le Insistenze Altrui

Allora, amiche mie, mettiamo il caso che abbiate trovato il coraggio di dire un bel "no" chiaro e assertivo, magari anche con un sorriso e una nota di gentilezza. Bravissime! Ma aspettate un attimo prima di cantare vittoria, perché a volte il nostro "no" può innescare reazioni inaspettate, come obiezioni, insistenze o addirittura tentativi di manipolazione emotiva. E qui, care mie, è dove la nostra abilità di "dire di no" viene messa alla vera prova.

Magari vi è capitato di sentirvi rispondere con frasi come "Ma dai, non puoi proprio fare un'eccezione per me?" o "Se mi vuoi bene, non puoi dirmi di no!" o ancora "Senza di te non so come farò, ho bisogno del tuo aiuto!". E lì per lì, prese alla sprovvista, può essere difficile mantenere il punto senza sentirsi in colpa o senza cedere alle pressioni. Ma non temete, con qualche tecnica furba e un po' di pratica, imparerete a gestire anche le obiezioni più ostinate.

Innanzitutto, ricordate che non siete obbligate a giustificarvi all'infinito o a convincere l'altro della validità del vostro "no". Ripetere con calma e gentilezza il vostro punto, senza lasciarvi trascinare in discussioni infinite, può essere già sufficiente. Qualcosa come "Capisco il tuo punto di vista, ma come ho detto, non posso proprio" o "Mi dispiace, ma la mia risposta resta no" può aiutare a chiudere la questione con fermezza e rispetto.

Se l'altro insiste o cerca di fare leva sui sensi di colpa,

provate a spostare l'attenzione sui vostri sentimenti e sui vostri bisogni, usando frasi in prima persona come "Io mi sento a disagio quando..." o "Ho davvero bisogno di tempo per me in questo momento". Questo aiuta a comunicare che il vostro "no" non è un capriccio, ma una scelta consapevole basata sui vostri valori e le vostre priorità.

E se proprio vi trovate di fronte a un maestro della manipolazione, che cerca di farvi sentire in debito o di mettere in dubbio il vostro affetto, ricordate che dire di no non significa non amare o non tenere all'altro. Potete ribadire il vostro "no" pur riaffermando i vostri sentimenti, con frasi come "Ti voglio bene, ma questo non posso farlo" o "La mia amicizia per te non dipende dal mio dire sempre sì".

Insomma, care amiche, gestire le obiezioni e le insistenze altrui richiede un mix di assertività, empatia e fermezza. Non aspettatevi che sia sempre facile o che gli altri accettino sempre il vostro "no" con un sorriso. Ma con la pratica e la fiducia in voi stesse, imparerete a tener testa anche alle pressioni più insidiose, senza perdere la vostra gentilezza e il vostro rispetto per l'altro.

E ricordate, il vostro "no" non è un rifiuto della persona, ma un'affermazione dei vostri confini e della vostra autonomia. Chi vi ama e vi rispetta davvero, saprà accogliere il vostro "no" senza farne un dramma o una questione di principio. E chi non lo fa, be', forse è un'opportunità per riflettere sulla qualità di quella relazione e sui vostri veri bisogni.

Quindi, amiche mie, non temete di tener duro e di far rispettare il vostro "no", anche di fronte alle obiezioni più creative. Con un pizzico di astuzia, di empatia e di determinazione, diventerete delle vere maestre nell'arte di gestire le insistenze altrui. E chissà, magari il vostro esempio ispirerà anche altre donne a fare altrettanto, creando un circolo virtuoso di assertività e di rispetto reciproco. Forza e coraggio, il vostro "no" ha il potere di cambiare il mondo, un confine alla volta! 🖤

Proporre Alternative E Compromessi Quando Possibile

E ora, amiche mie, parliamo di una tecnica che può essere un vero asso nella manica quando si tratta di dire di no: l'arte del compromesso e delle alternative creative. Perché sì, a volte un "no" secco e definitivo è l'unica risposta possibile, ma altre volte, con un po' di flessibilità e di immaginazione, possiamo trovare soluzioni che vadano bene per tutti, senza rinunciare ai nostri bisogni o ai nostri principi.

Mettiamo il caso che un'amica vi chieda di andare a fare shopping con lei questo sabato, ma voi avete già in programma una giornata di relax assoluto tra bagni caldi, libri e coccole con il vostro gatto. Invece di limitarvi a un "no, mi dispiace", potreste provare a proporre un'alternativa che concili le esigenze di entrambe. Qualcosa come "Questo sabato ho proprio bisogno di ricaricare le batterie, ma che ne dici se ci vediamo domenica pomeriggio per un caffè e due chiacchiere? Potremmo fare un giro in quel nuovo negozio di cui mi parlavi!" In questo modo, dimostrate di tenere all'amica e alla sua richiesta, pur rispettando i vostri piani e le vostre necessità.

O magari, il vostro capo vi chiede di lavorare nel weekend per finire un progetto urgente, ma voi avete già organizzato una gita fuori porta con la vostra famiglia.

Invece di dire semplicemente "no, non posso", potreste proporre un compromesso del tipo "Capisco l'urgenza del progetto, ma questo weekend ho un impegno familiare improrogabile. Che ne dice se mi occupo della mia parte entro giovedì sera, facendo un paio d'ore di straordinario in settimana? Così il team avrà comunque il mio contributo in tempo utile." In questo caso, mostrate la vostra disponibilità a collaborare, pur stabilendo dei limiti chiari e proponendo una soluzione che vada bene per tutti.

Sia chiaro, non sempre è possibile trovare un'alternativa o un compromesso, e non dobbiamo sentirci in obbligo di farlo a tutti i costi. A volte, l'unica risposta giusta e sana per noi è un bel "no" senza se e senza ma. Ma esplorare le opzioni e proporre soluzioni creative può essere un modo per comunicare il nostro "no" in modo più morbido e costruttivo, senza per questo rinunciare ai nostri confini o ai nostri valori.

E attenzione, amiche mie, proporre alternative non significa farsi carico dei problemi o delle responsabilità altrui. Non sta a voi trovare una soluzione a tutti i costi, soprattutto se questo va a scapito del vostro benessere o della vostra serenità. L'obiettivo è trovare un punto di incontro quando possibile, non sacrificarsi o snaturarsi per compiacere gli altri.

Quindi, care amiche, quando vi trovate di fronte a una richiesta a cui volete dire di no, prendetevi un momento per considerare se esistono alternative o compromessi che possano soddisfare entrambe le parti. E se li trovate, proponeteli con gentilezza e assertività, come un segno del vostro desiderio di collaborare e di mantenere relazioni positive. Ma se non ci sono opzioni praticabili, o se il compromesso richiesto è troppo alto per voi, non abbiate paura di attenervi al vostro "no" con grazia e determinazione.

Ricordate, il vostro tempo, le vostre energie e il vostro benessere sono risorse preziose e limitate. Sta a voi decidere come investirle e quando dire di no, con o senza alternative. L'importante è farlo con consapevolezza, rispetto e amore per voi stesse e per gli altri. Quindi, mie care, siate creative e flessibili quando potete, ma sempre fedeli a voi stesse e ai vostri "no" più autentici. Il mondo ha bisogno della vostra saggezza e della vostra luce, in tutte le sfumature del sì e del no!

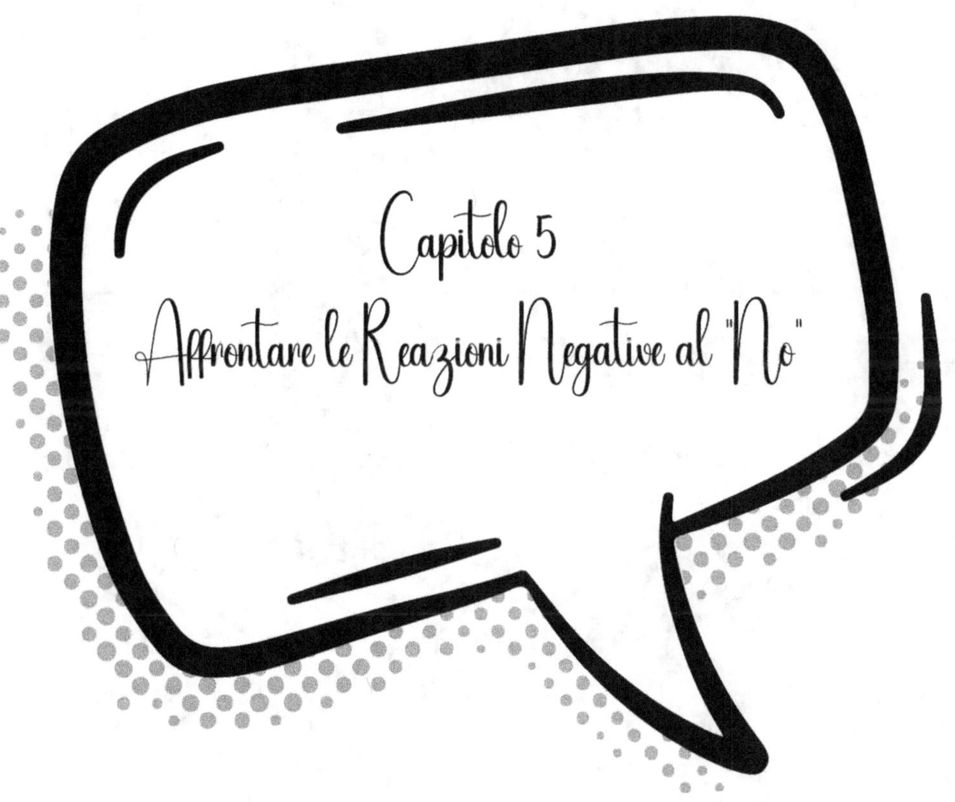
Capitolo 5
Affrontare le Reazioni Negative al "No"

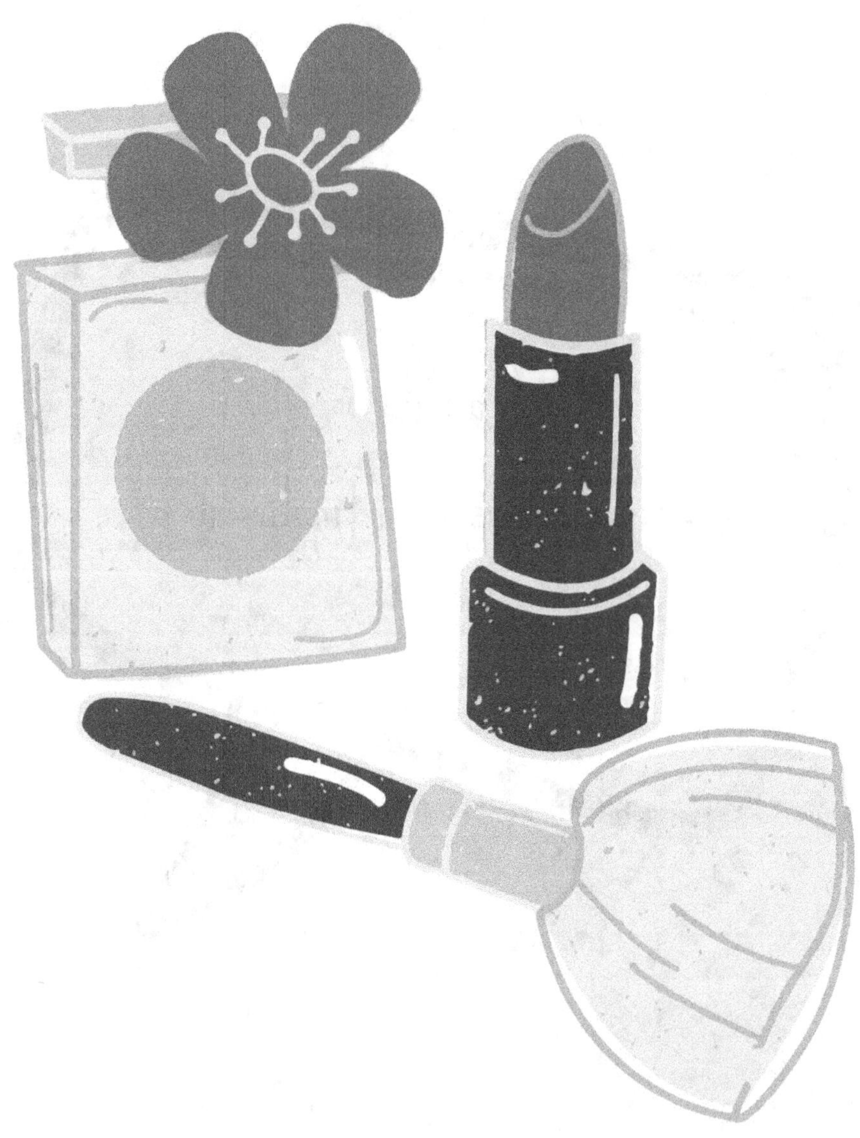

"*Se vuoi che qualcosa venga detto, chiedi a un uomo.
Se vuoi che qualcosa venga fatto, chiedi a una donna.*"
(Margareth Tatcher)

Prepararsi Alle Critiche E Alle Manipolazioni Emotive

Bene, amiche mie, finora abbiamo parlato di come dire di no in modo chiaro, assertivo e persino creativo. Ma ora è il momento di affrontare uno degli aspetti più sfidanti di questa arte: le reazioni negative, le critiche e le manipolazioni emotive che a volte seguono il nostro "no". Perché diciamocelo, non sempre il nostro rifiuto viene accolto con un sorriso e una pacca sulla spalla, soprattutto se abbiamo a che fare con persone particolarmente insistenti o abituate ad avere sempre la loro strada.

Magari vi è capitato di sentirvi dire cose come "Ma come, pensavo fossi mia amica! Le vere amiche si aiutano sempre!" o "Sei proprio un'egoista, pensi solo a te stessa!" o ancora "Va bene, rifiuta pure il mio invito, tanto lo so che in realtà mi odi!". E lì per lì, di fronte a queste accuse e a queste pressioni emotive, può essere difficile mantenere la calma e la lucidità, senza farsi trascinare in sensi di colpa o in reazioni impulsive.

Ma non temete, care mie, perché con un po' di preparazione mentale e di consapevolezza emotiva, potrete affrontare anche le critiche più pungenti e le manipolazioni più sottili. Il primo passo è aspettarvele, senza farvi cogliere di sorpresa. Sì, può sembrare triste o cinico, ma riconoscere che non sempre il nostro "no" sarà accolto con gioia e comprensione ci aiuta a non farci destabilizzare quando arrivano le reazioni negative.

Quindi, quando vi accingete a dire un "no" potenzialmente controverso, prendetevi un momento per immaginare le possibili obiezioni e le critiche che potrebbero arrivarvi. Non per farvi spaventare o scoraggiare, ma per prepararvi psicologicamente e per avere pronte delle risposte assertive e centrate. Ad esempio, se prevedete che il vostro "no" a un invito possa essere interpretato come un rifiuto della persona, potreste preparare una frase come "Il mio no non ha nulla a che vedere con il bene che ti voglio, ma con il bisogno che ho di tempo per me in questo momento".

Un altro aspetto chiave è imparare a riconoscere le manipolazioni emotive quando si presentano, senza lasciarsi irretire da sensi di colpa o di inadeguatezza indotti dall'altro. Frasi come "Se mi volessi bene davvero..." o "Dopo tutto quello che ho fatto per te..." sono spie rosse di un tentativo di ricatto emotivo, di far leva sui nostri sentimenti per ottenere un sì. In questi casi, è importante ricordarci che il nostro "no" non è un metro del nostro affetto o della nostra gratitudine, e che abbiamo il diritto di stabilire dei limiti sani nelle nostre relazioni.

E se proprio le critiche e le pressioni si fanno insostenibili, non abbiate paura di prendere le distanze, fisicamente ed emotivamente. Dire qualcosa come "Mi dispiace che tu la veda così, ma ora ho bisogno di un po' di spazio per processare questa conversazione" può aiutarvi a interrompere il circolo vizioso delle accuse e delle giustificazioni, dandovi il tempo di ricentrarvi e di valutare la situazione con più obiettività.

Insomma, mie care, prepararsi alle critiche e alle manipolazioni emotive è un po' come fare un vaccino psicologico: può non essere piacevole sul momento, ma ci rende più forti e resistenti nel lungo periodo. Non si tratta di diventare ciniche o insensibili, ma di essere consapevoli che il nostro "no" a volte può innescare reazioni spiacevoli, e di avere gli strumenti per affrontarle con calma e determinazione.

Ricordate, il vostro "no" è un atto di amore e di rispetto per voi stesse, non un'offesa o un rifiuto degli altri. Chi vi ama davvero, saprà capirlo e accettarlo, anche se a volte può volerci tempo e dialogo. E chi usa le critiche e le manipolazioni per forzare il vostro sì, be', forse è il caso di chiedersi se quella relazione vi fa davvero bene, o se è il momento di ridefinirne i confini.

Quindi, amiche mie, non lasciatevi scoraggiare dalle reazioni negative al vostro "no". Preparatevi ad affrontarle con consapevolezza, assertività e amore per voi stesse. E fidatevi, più lo farete, più diventerete immuni alle critiche e alle pressioni, e più il vostro "no" sarà rispettato e apprezzato per la sua autenticità. Siete guerriere coraggiose e sagge, e il vostro "no" è uno scudo potente per difendere il vostro benessere e la vostra integrità. Usatelo con fierezza e con amore, e il mondo imparerà a dire "sì" al vostro valore unico e inestimabile! 🖤

Mantenere La Calma E Non Cedere Ai Sensi Di Colpa

Eccoci qui, amiche mie, di fronte a una delle sfide più comuni e insidiose quando si tratta di dire di no: le nostre stesse emozioni. Perché ammettiamolo, a volte il nostro peggior nemico non è la persona che ci mette sotto pressione, ma quel piccolo giudice interiore che ci sussurra all'orecchio "Ma come, non ti vergogni a dire di no? Che razza di amica/figlia/collega sei?". Ed è lì che rischiamo di perdere la calma e di cedere ai sensi di colpa, anche quando sappiamo che il nostro "no" è giusto e necessario.

Ma non disperiamo, perché con un po' di allenamento mentale e di auto-compassione, possiamo imparare a gestire anche le nostre emozioni più difficili, senza lasciarci travolgere o manipolare. La prima cosa da ricordare è che i sensi di colpa non sono sempre un segnale che stiamo sbagliando o che stiamo facendo del male a qualcuno. A volte, sono solo il frutto di condizionamenti e di aspettative irrealistiche che ci siamo imposte o che gli altri ci hanno trasmesso.

Quindi, quando vi sentite assalite dai sensi di colpa dopo aver detto un "no", prendetevi un momento per esaminare razionalmente la situazione. Chiedetevi: "Sto davvero mancando di rispetto o di considerazione verso l'altro, o sto semplicemente rispettando i miei bisogni e i miei limiti legittimi?". Spesso, una riflessione onesta vi aiuterà a vedere che il vostro "no" non è un atto di egoismo o di cattiveria, ma un'espressione sana di autodeterminazione e di equilibrio.

Un altro trucco utile è imparare a parlare a voi stesse con gentilezza e comprensione, invece che con durezza e giudizio. Invece di dirvi "Sei una persona orribile per aver detto di no", provate a dirvi "So che è difficile dire di no, ma sto facendo del mio meglio per rispettare i miei bisogni e i miei valori. Sono fiera di me per aver trovato il coraggio di farlo".

Trattate voi stesse come trattereste una cara amica in difficoltà: con empatia, incoraggiamento e fiducia nelle sue capacità.

E se proprio i sensi di colpa vi assalgono e rischiano di farvi vacillare, ricordate a voi stesse che dire di sì quando vorremmo dire di no non fa bene a nessuno, né a noi né agli altri. Cedere per compiacenza o per paura del conflitto può portare a risentimenti, stress e relazioni poco autentiche. Al contrario, imparare a dire dei "no" sani e rispettosi ci permette di costruire rapporti più sinceri e più equilibrati, basati sul rispetto reciproco e sulla comunicazione onesta.

Certo, mantenere la calma e la lucidità di fronte alle nostre emozioni più difficili non è sempre facile, e a volte possiamo scivolare o sentirci sopraffatte. Ma ricordate, care mie, che sbagliare e imparare fa parte del processo di crescita, e che ogni "no" detto con consapevolezza e con amore è un passo avanti verso una vita più autentica e appagante.

Quindi, amiche mie, quando i sensi di colpa bussano alla vostra porta dopo un "no", accoglieteli con gentilezza ma non lasciateli entrare. Ricordate a voi stesse che dire di no non vi rende cattive o egoiste, ma umane e sagge. Siate fiere della vostra capacità di stabilire confini sani e di rispettare i vostri bisogni più profondi. E soprattutto, siate gentili e pazienti con voi stesse, perché imparare a gestire le nostre emozioni è un'arte che richiede tempo e pratica.

Ricordate, il vostro "no" è un atto di amore e di rispetto per voi stesse e per gli altri. Non lasciate che i sensi di colpa ve lo strappino di mano o ve lo facciano pronunciare con timidezza. Ditelo con calma, con convinzione e con il sorriso di chi sa di star facendo la cosa giusta per sé e per il mondo. Siete donne meravigliose, coraggiose e degne di dire tutti i "no" che il vostro cuore vi suggerisce. Fatelo con orgoglio e con amore, e vedrete che anche i sensi di colpa impareranno a inchinarsi di fronte alla vostra luce! ⭐🖤

Rafforzare I Propri Confini

Con La Pratica Costante

E ora, amiche mie, parliamo di come rendere il nostro "no" sempre più forte, chiaro e naturale nel tempo. Perché diciamocelo, imparare a dire di no in modo sano ed efficace non è una magia che si realizza dall'oggi al domani, ma un'abilità che si costruisce con la pratica costante e con la perseveranza. È un po' come allenarsi in palestra: all'inizio può sembrare faticoso e innaturale, ma più lo facciamo, più diventa parte di noi e della nostra forza interiore.

Quindi, il primo consiglio che vi do è di non scoraggiarvi se i primi "no" vi sembrano difficili o impacciati, o se a volte cedete alle pressioni esterne o interne. Non siate troppo dure con voi stesse, e ricordate che ogni "no" detto con intenzione e consapevolezza è un passo avanti nel vostro percorso di crescita personale. Celebrate ogni piccola vittoria, ogni volta che riuscite a esprimere un confine in modo chiaro e rispettoso, anche se non è perfetto.

Un modo per rafforzare la vostra capacità di dire di no è di esercitarvi regolarmente, anche nelle situazioni più semplici e quotidiane. Ad esempio, provate a dire di no a quell'ennesimo impegno che non vi entusiasma, o a quel favore che vi porta via tempo ed energie preziose. Più vi abituate a dire di no nelle piccole cose, più vi sarà facile farlo quando si tratterà di questioni più grandi e importanti.

Un altro suggerimento è di creare una rete di supporto intorno a voi, di amiche e persone care che vi incoraggiano e vi sostengono nel vostro percorso di assertività. Condividete con loro le vostre sfide e le vostre vittorie, e lasciatevi ispirare dalla loro saggezza e dal loro affetto. Ricordate, dire di no non significa isolarsi o fare tutto da sole, ma imparare a chiedere aiuto e a fare squadra con chi ci vuole bene.

E non dimenticate l'importanza di nutrire la vostra autostima e il vostro amor proprio, giorno dopo giorno. Più vi sentirete sicure e degne di rispetto, più vi sarà naturale stabilire confini sani e far valere i vostri diritti. Prendetevi cura di voi stesse, concedetevi momenti di gioia e di relax, e circondatevi di persone e attività che vi fanno sentire bene e valorizzate. Un "no" detto con amore per sé stesse è un "no" che non vacilla di fronte alle critiche o alle pressioni.

Infine, amiche mie, siate pazienti e compassionevoli con voi stesse nel vostro percorso di apprendimento. Rafforzare i propri confini è un processo graduale, fatto di tentativi, di aggiustamenti e di crescita continua. Non pretendete di diventare maestre del "no" dall'oggi al domani, ma godetevi il viaggio, con tutte le sue sfide e le sue scoperte. E soprattutto, non smettete mai di credere in voi stesse e nella vostra capacità di dire di no quando è giusto per voi.

Ricordate, il vostro "no" è un muscolo che si rafforza con l'allenamento costante e con l'amore per voi stesse.

Più lo eserciterete, più diventerà parte integrante del vostro essere, del vostro splendore e della vostra autenticità. Non abbiate paura di dire di no, anche se all'inizio può sembrare scomodo o imbarazzante. Con la pratica, la pazienza e il sostegno reciproco, diventerete guerriere imbattibili dei vostri confini, capaci di dire dei "no" potenti e luminosi come il vostro sorriso.

Quindi, amiche mie, allenatevi ogni giorno a dire di no con amore, con rispetto e con fierezza. Fatelo per voi stesse, per le persone che amate e per il mondo che ha bisogno della vostra luce più autentica. Continuate a splendere, a lottare e ad amare, un "no" alla volta!

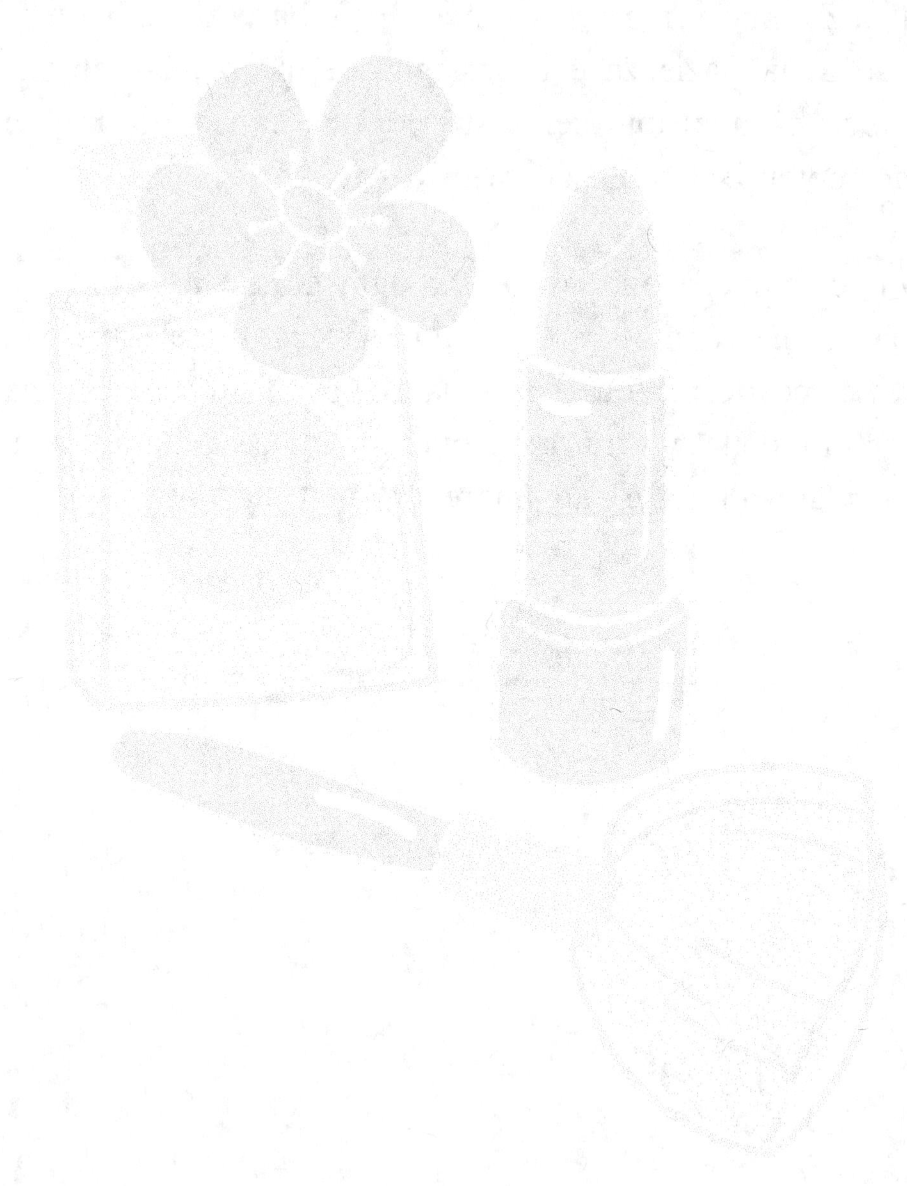

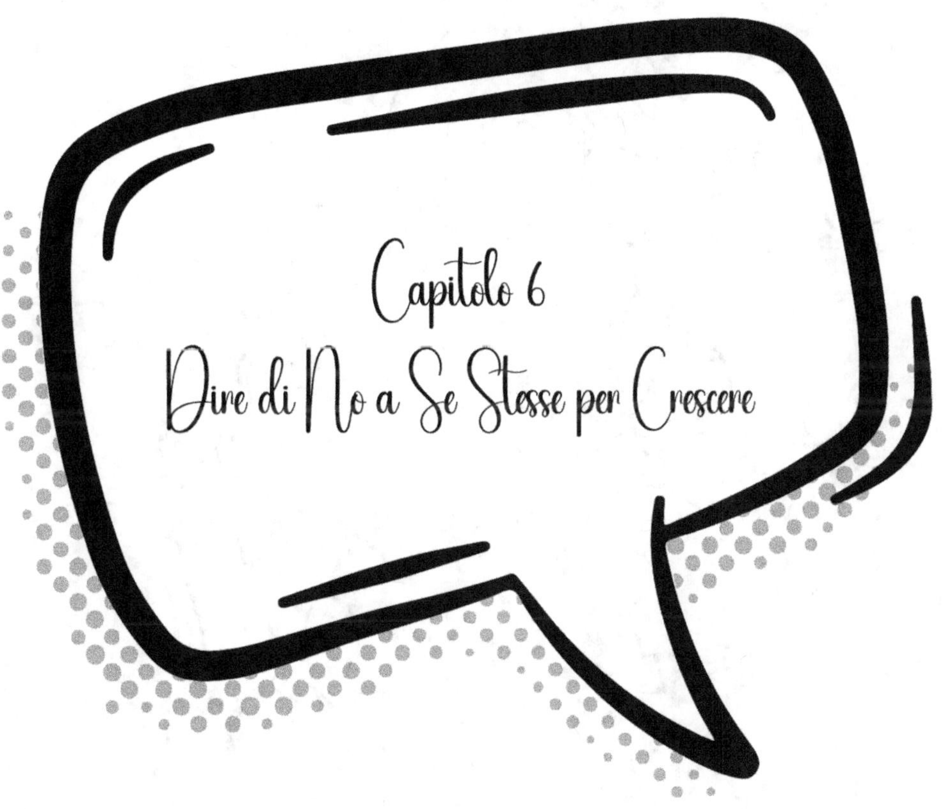

Capitolo 6
Dire di No a Se Stesse per Crescere

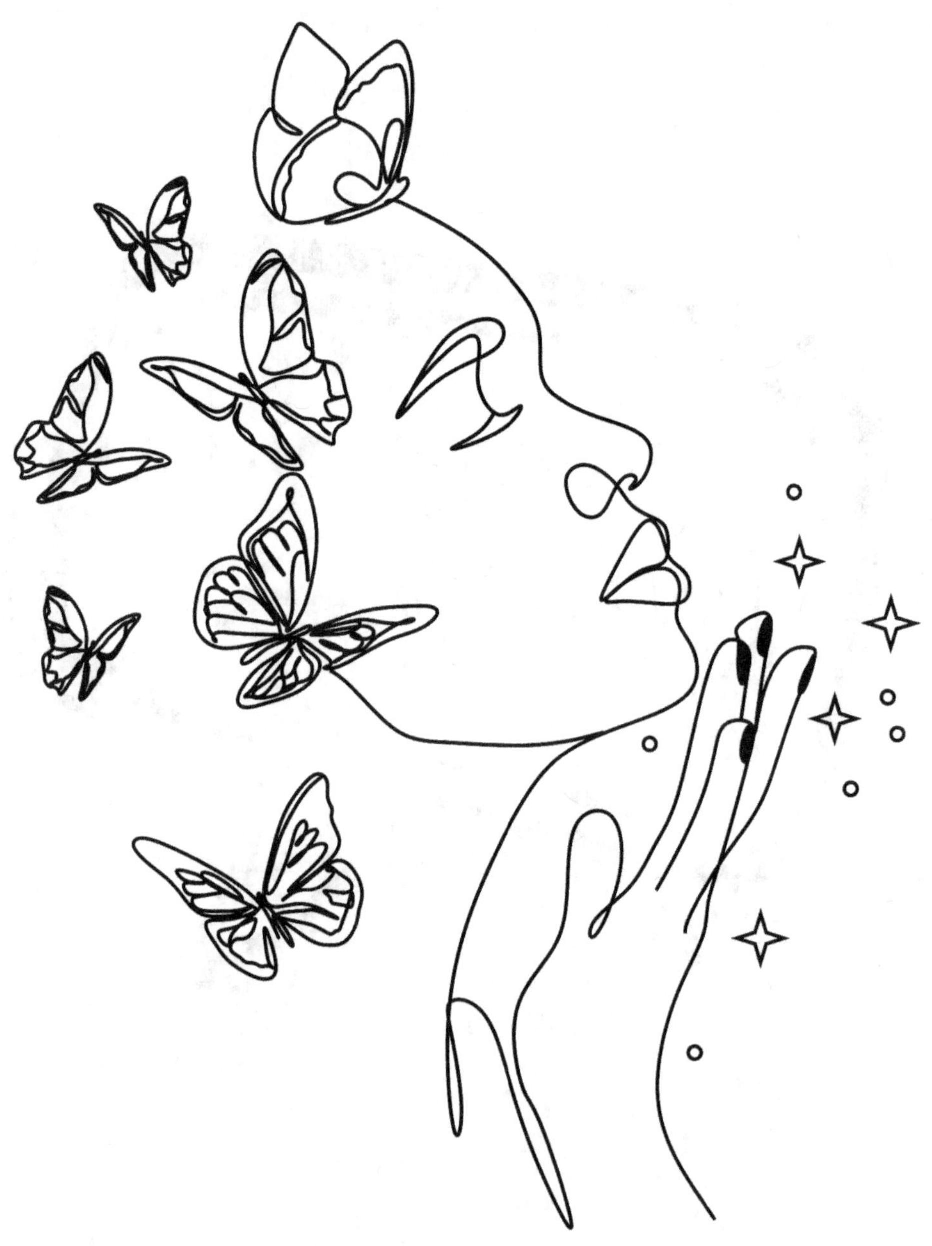

"Le donne sostengono la metà del cielo."
(Mao Zedong)

Resistere Alle Tentazioni E Alle Cattive Abitudini

Bene, amiche mie, finora abbiamo parlato di come dire di no alle richieste e alle pressioni esterne. Ma ora è il momento di affrontare un'altra sfida altrettanto importante: imparare a dire di no a noi stesse, alle nostre tentazioni e alle nostre cattive abitudini. Perché diciamocelo, a volte il nostro peggior nemico non è il capo esigente o l'amica invadente, ma quella vocina interiore che ci sussurra "Dai, una fetta di torta in più non ti ucciderà!" o "Che male c'è a rimandare ancora un po' quella noiosa incombenza?".

E qui, care mie, entra in gioco la nostra capacità di autocontrollo e di disciplina interiore. Perché per quanto possa sembrare più facile o gratificante cedere alle tentazioni del momento, sappiamo bene che a lungo andare le cattive abitudini possono sabotare i nostri obiettivi, la nostra salute e la nostra serenità. Quindi, come possiamo imparare a dire di no a noi stesse quando serve, senza cadere nella trappola dell'autoindulgenza o dell'autopunizione?

Un primo passo è prendere consapevolezza delle nostre tentazioni ricorrenti e delle situazioni che le scatenano. Magari abbiamo scoperto che quando siamo stanche o stressate tendiamo a consolarci con lo shopping compulsivo, o che quando usciamo con certe amiche finiamo sempre per bere troppo e pentircene il giorno dopo. Riconoscere questi schemi ci permette di anticiparli e di prepararci a gestirli in modo più sano ed efficace.

Un modo per farlo è di pianificare in anticipo delle strategie alternative per affrontare le tentazioni senza cedervi. Ad esempio, se sapete che dopo una giornata pesante sarete attratte dal divano e da una maratona di serie tv, potreste organizzare una piacevole attività fisica o creativa da fare invece, come una camminata nel parco o un progetto artistico che vi appassiona. Così, quando arriva il momento critico, avrete un piano pronto per dire di no all'abitudine poco salutare e sì a qualcosa di più appagante.

Un altro suggerimento utile è di imparare a parlarvi con gentilezza e incoraggiamento, invece che con rimprovero o disprezzo. Invece di dirvi "Sei una nullità senza forza di volontà", provate a dirvi "So che è difficile resistere, ma sono fiera di me per averci provato. Domani andrà meglio". Ricordate, dire di no a noi stesse non significa maltrattarci o punirci, ma prenderci cura di noi con amore e rispetto.

E se proprio le tentazioni si fanno insostenibili, non abbiate paura di chiedere aiuto e sostegno alle persone care. Condividete con un'amica fidata la vostra sfida, e lasciatevi incoraggiare e ispirare dalla sua vicinanza. A volte, un semplice messaggio di solidarietà o una chiacchierata al telefono possono fare la differenza tra cedere e resistere.

Infine, care mie, siate pazienti e compassionevoli con voi stesse nel vostro percorso di cambiamento. Imparare a dire di no alle cattive abitudini è un processo graduale, fatto di piccoli passi e di tentativi rinnovati. Non scoraggiatevi se a volte scivolate o se il progresso vi sembra lento. Ogni "no" detto con consapevolezza e determinazione è una vittoria da celebrare, un passo avanti verso la versione migliore di voi stesse.

Ricordate, il vostro "no" alle tentazioni non è una privazione o una punizione, ma un atto di amore e di rispetto per voi stesse e per i vostri obiettivi più profondi. Ogni volta che dite di no a un'abitudine poco salutare, state dicendo sì alla vostra salute, alla vostra crescita e alla vostra felicità a lungo termine. Non sottovalutate il potere dei vostri "no" quotidiani, perché è con le piccole scelte di ogni giorno che si costruiscono i grandi cambiamenti.

Quindi, amiche mie, siate coraggiose e amorevoli nel dire di no alle tentazioni che non vi servono più.

Fatelo con gentilezza, con determinazione e con la fiducia che ogni "no" è un passo verso la libertà e la pienezza che meritate. E soprattutto, non dimenticatevi di festeggiare ogni piccola vittoria lungo il cammino, perché ogni "no" detto con il cuore è una dichiarazione d'amore per voi stesse e per la vita che state creando. Continuate a splendere, a crescere e ad amare, un "no" alla volta! 🖤✦

Sviluppare L'Autodisciplina Per Raggiungere Obiettivi Importanti

E ora, amiche mie, parliamo di come il nostro "no" può diventare un potente alleato nel raggiungimento dei nostri obiettivi e dei nostri sogni più grandi. Perché diciamocelo, per quanto possa essere gratificante lasciarsi andare alle tentazioni del momento, sappiamo bene che le soddisfazioni più profonde e durature arrivano quando siamo capaci di perseverare, di impegnarci e di dire di no a tutto ciò che ci distrae dalla nostra meta.

E qui entra in gioco l'autodisciplina, quella preziosa qualità che ci permette di resistere agli impulsi immediati in nome di un bene superiore, di una visione a lungo termine. Che si tratti di portare a termine un progetto ambizioso, di imparare una nuova abilità o di realizzare un cambiamento significativo nella nostra vita, l'autodisciplina è il carburante che ci spinge avanti quando la motivazione iniziale si affievolisce e la fatica si fa sentire.

Ma come possiamo sviluppare e rafforzare questa virtù così essenziale? Un primo passo è avere ben chiaro il nostro "perché", il motivo profondo per cui vogliamo raggiungere un certo obiettivo. Quando abbiamo una visione che ci ispira e ci appassiona, quando sappiamo che il nostro traguardo è in linea con i nostri valori e i nostri desideri più autentici, diventa più facile trovare la forza di dire di no alle distrazioni e di sì all'impegno costante.

Un altro suggerimento è di suddividere il nostro obiettivo in piccoli passi concreti e realizzabili, in modo da rendere il percorso meno travolgente e più gratificante. Invece di dirci "Devo scrivere un romanzo", proviamo a dirci "Oggi scriverò una pagina, e domani un'altra". Celebrando ogni piccolo progresso e ogni "no" detto alle tentazioni lungo il cammino, alimentiamo la nostra motivazione e la nostra fiducia nelle nostre capacità.

E non dimentichiamo l'importanza di creare un ambiente favorevole all'autodisciplina, circondandoci di persone, strumenti e risorse che ci sostengono nel nostro percorso. Magari possiamo trovare un'amica che condivide il nostro obiettivo e con cui confrontarci regolarmente, o iscriverci a un corso che ci fornisce la struttura e il supporto di cui abbiamo bisogno. Più saremo inserite in un contesto che valorizza l'impegno e la perseveranza, più sarà naturale per noi sviluppare quelle qualità.

Infine, care mie, ricordiamo che l'autodisciplina non è una competizione o una prova di forza, ma un atto di amore e di rispetto per noi stesse e per i nostri sogni. Quando diciamo di no alle distrazioni e di sì al lavoro costante verso i nostri obiettivi, stiamo onorando il nostro potenziale e il nostro diritto di realizzarci pienamente. Non si tratta di essere perfette o inflessibili, ma di essere fedeli a ciò che conta davvero per noi.

Quindi, amiche mie, siate gentili ma determinate nel coltivare l'autodisciplina che vi porterà verso i vostri traguardi più alti. Fate del vostro "no" un alleato prezioso, un guardiano amorevole del vostro tempo, delle vostre energie e delle vostre aspirazioni. E soprattutto, non scoraggiatevi se a volte inciampate o se il cammino si fa in salita: ogni "no" detto con consapevolezza e con amore è un passo avanti, una prova tangibile del vostro impegno verso voi stesse e verso la vita che state creando.

Ricordate, il vostro "no" alle distrazioni e il vostro "sì" all'autodisciplina sono atti di fede nel vostro potenziale e nel vostro diritto di brillare. Ogni volta che scegliete di perseverare nonostante la fatica, state affermando il vostro valore e la vostra forza interiore. Non sottovalutate il potere dei vostri "no" quotidiani, perché è con le piccole scelte di ogni giorno che si realizzano i grandi sogni.

Quindi, amiche mie, siate audaci e amorevoli nel dire di no a tutto ciò che vi allontana dai vostri obiettivi più nobili. Fatelo con passione, con determinazione e con la certezza che ogni "no" è un "sì" al vostro potenziale e alla vostra felicità più vera. E non dimenticate di festeggiare ogni vittoria lungo il cammino, perché ogni traguardo raggiunto con l'autodisciplina è una prova luminosa del vostro amore per voi stesse e per la vita che meritate. Continuate a sognare, a lottare e ad amare, un "no" alla volta!

Imparare A Delegare E A Chiedere

Aiuto Quando Serve

E ora, amiche mie, affrontiamo un tema che per molte di noi può essere una vera e propria sfida: imparare a dire di no al fare tutto da sole e di sì al chiedere e accettare l'aiuto degli altri quando ne abbiamo bisogno. Perché diciamocelo, in un mondo che ci bombarda di messaggi sull'indipendenza e l'autosufficienza, ammettere di aver bisogno di supporto può sembrare un segno di debolezza o di inadeguatezza.

Ma qui sta il punto, care mie: chiedere aiuto non è un fallimento, ma un atto di saggezza, di umiltà e di amore per sé stesse. Riconoscere i nostri limiti e le nostre necessità non ci rende meno capaci o meritevoli, ma più consapevoli e connesse con la nostra umanità. E imparare a delegare e a condividere i nostri carichi non è un cedimento, ma una scelta coraggiosa di collaborazione e di fiducia reciproca.

Quindi, come possiamo superare la resistenza a chiedere aiuto e a lasciar andare il controllo quando serve? Un primo passo è di sfidare le nostre convinzioni limitanti e i nostri standard di perfezione. Invece di dirci "Devo fare tutto da sola altrimenti non va bene", proviamo a dirci "Fare le cose insieme può essere arricchente e liberatorio". Riconoscendo che nessuna di noi è un'isola e che il sostegno reciproco è una forza, non una debolezza, apriamo la porta a nuove possibilità di crescita e di connessione.

Un altro suggerimento è di esercitarci a chiedere aiuto nelle piccole cose, per poi affrontare sfide più grandi con maggiore fiducia. Magari possiamo iniziare delegando una faccenda domestica a un familiare, o chiedendo a un collega un consiglio su un progetto. Man mano che sperimentiamo i benefici di condividere i nostri pesi e di ricevere il supporto di cui abbiamo bisogno, diventerà più naturale per noi estendere quella pratica ad altri ambiti della nostra vita.

E non dimentichiamo l'importanza di circondarci di persone affidabili e generose, con cui possiamo costruire relazioni di reciprocità e di solidarietà. Più coltiveremo legami autentici basati sulla cura e sulla disponibilità, più sarà facile per noi aprirci e chiedere aiuto quando ne avremo bisogno. E allo stesso tempo, più saremo disposte a offrire il nostro sostegno agli altri con amore e senza giudizio, creando così un circolo virtuoso di supporto e di empatia.

Infine, care mie, ricordiamo che chiedere aiuto non è un atto di egoismo o di approfittamento, ma di rispetto per noi stesse e per gli altri. Quando diciamo di no all'autosufficienza a tutti i costi e di sì all'interdipendenza consapevole, stiamo onorando i nostri bisogni e le nostre vulnerabilità, e permettendo agli altri di fare lo stesso. Non si tratta di diventare dipendenti o di perdere la nostra autonomia, ma di riconoscere che insieme siamo più forti, più resilienti e più completi.

Quindi, amiche mie, siate generose e ricettive nel dare e nel ricevere aiuto quando ne sentite il bisogno. Fatelo con gentilezza, con fiducia e con la consapevolezza che ogni gesto di reciprocità è un dono prezioso per voi stesse e per il mondo. E non dimenticate di celebrare ogni passo verso una maggiore interconnessione, perché ogni "no" all'isolamento e ogni "sì" alla solidarietà sono semi di speranza e di amore che portano frutto. Continuate a fiorire, a sostenervi e ad amarvi, un "no" e un "sì" alla volta! 🌿💕

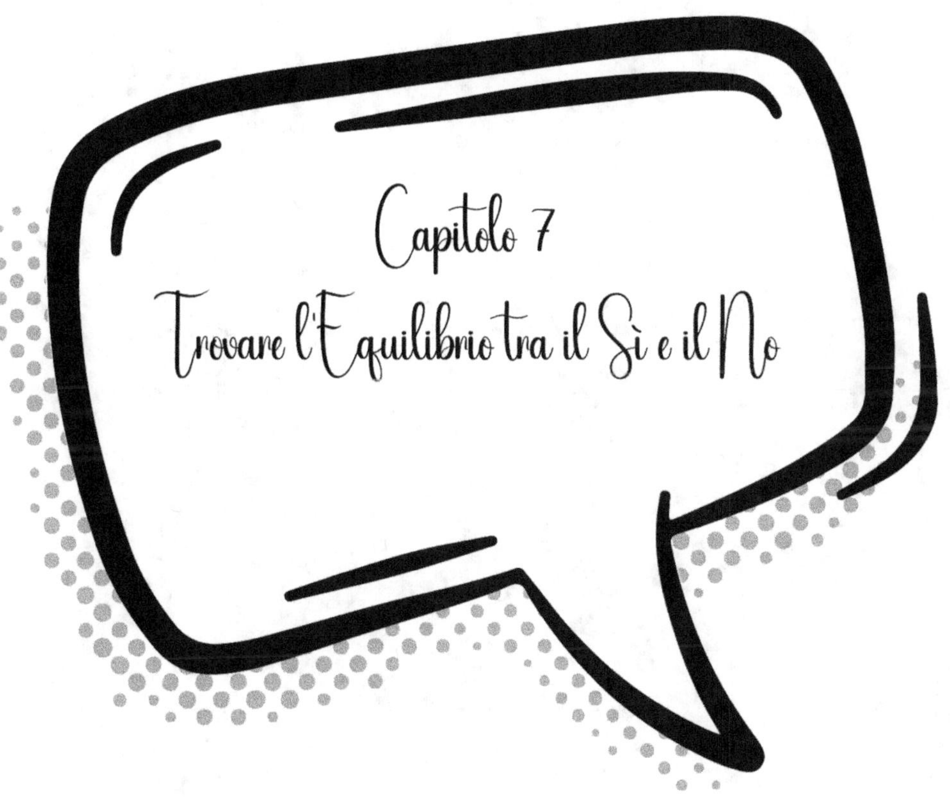

Capitolo 7
Trovare l'Equilibrio tra il Sì e il No

"So quello che voglio, ho uno scopo, un'opinione,
una fede e un amore. Lasciatemi essere me stessa, e
sarò contenta. So di essere donna, una donna con
una forza interiore e tanto coraggio."
(Anna Frank)

I Benefici Della Flessibilità E Della Generosità

Allora, ragazze, fin qui abbiamo parlato tanto di come dire di no e di come farlo valere. Ma sapete una cosa? A volte, un bel sì può fare miracoli! 😁 Ebbene sì, amiche mie, essere un po' flessibili e generose ogni tanto non può che farci bene. E no, non sto dicendo di diventare zerbini e dire sempre di sì a tutto e tutti, ci mancherebbe! 😅 Ma un pizzico di elasticità e di altruismo, al momento giusto e con le persone giuste, può davvero riempirci la vita di sorprese e di gioia.

Pensateci un attimo: quante volte vi è capitato di dire un "sì" un po' titubante a un'amica o a un'opportunità, e poi scoprire che è stata una delle esperienze più belle e arricchenti della vostra vita? Magari avete accettato un invito a una festa dove non conoscevate nessuno, e avete finito per incontrare la vostra anima gemella o la vostra migliore amica. O magari avete detto "sì" a un progetto lavorativo che vi intimidiva, e avete scoperto talenti e passioni che non sapevate di avere. Ecco, questo è il bello di essere flessibili: ci apre a possibilità inaspettate e ci permette di crescere in modi che non avremmo mai immaginato! ⭐

E che dire della generosità? Sapete, ragazze, a volte un piccolo gesto di altruismo può illuminare la giornata non solo di chi lo riceve, ma anche di chi lo fa. Che si tratti di offrire il nostro aiuto a un collega in difficoltà, di dedicare del tempo a una causa che ci sta a cuore o semplicemente di regalare un sorriso a uno sconosciuto, dare agli altri con cuore aperto ci riempie di un senso di scopo e di connessione che non ha prezzo. E il bello è che la generosità è contagiosa: più siamo generose, più ispiriamo gli altri a esserlo a loro volta, creando un circolo virtuoso di gentilezza e di solidarietà. Non è meraviglioso? 🩶

Quindi, amiche mie, il mio consiglio è questo: ogni tanto, concedetevi il lusso di un bel "sì" flessibile e generoso! Non abbiate paura di uscire dalla vostra zona di comfort e di abbracciare l'inaspettato con un sorriso. E non sottovalutate il potere di un piccolo gesto di altruismo: può sembrare una goccia nell'oceano, ma chi lo sa, magari quella goccia è proprio ciò che mancava per far traboccare il vaso della felicità! 😉

Sia chiaro, non sto dicendo di dire "sì" a tutto e di bruciarvi nel dare agli altri. Come in tutte le cose, ci vuole equilibrio e saggezza. Ma un pizzico di flessibilità e di generosità, al momento giusto e con le persone giuste, può davvero fare la differenza tra una vita semplicemente soddisfacente e una vita straordinaria. Quindi, ragazze, siate audaci nel vostro "sì" ogni tanto, e godetevi i frutti sorprendenti che porterà nella vostra vita e in quella degli altri! 😄

E ricordate, amiche mie, che la vita è troppo breve per rimanere sempre rigide e chiuse in noi stesse. A volte, un "sì" coraggioso e un gesto d'amore sono tutto ciò che serve per aprire le porte della meraviglia e della connessione. Quindi, siate flessibili, siate generose, e soprattutto, siate voi stesse in tutta la vostra unicità e la vostra luce. Il mondo ha bisogno del vostro "sì" più luminoso e del vostro cuore più grande! 🦋✨

Continuate a brillare, a dire di sì alla vita e ad amare, un sorriso alla volta! 😘💕

Dire Di Sì Alle Opportunità Di Crescita
E Alle Relazioni Sane

E ora, ragazze, parliamo di quando dire "sì" diventa un vero e proprio atto di amore per noi stesse e per la nostra crescita! Perché diciamocelo, la vita è troppo preziosa per passarla a dire sempre "no" alle occasioni che ci fanno brillare gli occhi e il cuore. 😍 E qui non mi riferisco solo alle opportunità lavorative o ai viaggi da sogno (anche se, ammettiamolo, quelli non guastano mai! 😉), ma soprattutto alle chance di imparare, di evolvere e di costruire legami autentici e nutrienti.

Sapete, amiche mie, a volte la crescita può fare un po' paura. Uscire dalla nostra comfort zone, affrontare sfide nuove, mettere in discussione le nostre certezze... non è sempre una passeggiata di piacere! 😋 Ma è proprio quando ci spingiamo oltre i nostri limiti che scopriamo di cosa siamo fatte e di quanto in alto possiamo volare. Quindi, la prossima volta che vi si presenta un'opportunità di imparare qualcosa di nuovo o di mettere alla prova le vostre capacità, provate a dire "sì" con entusiasmo, anche se vi tremano un po' le ginocchia. Che si tratti di un corso di formazione, di un progetto stimolante o di un'esperienza insolita, abbracciare la crescita con coraggio e curiosità può aprirvi porte inimmaginabili e farvi fiorire in modi sorprendenti! 🌸

E non dimentichiamo l'importanza di dire "sì" alle relazioni che ci ispirano e ci nutrono l'anima.

Sapete, ragazze, la vita è troppo breve per sprecarla con persone tossiche o mediocri che ci rubano energia e ci sminuiscono. Quello che ci serve sono compagne di viaggio che ci accettano per quello che siamo, che ci incoraggiano a essere la versione migliore di noi stesse e che ci fanno sentire viste, ascoltate e amate.

Quindi, quando incontrate qualcuno che vi fa sentire così, che sia un'amica, un partner o un mentore, non abbiate paura di dire "sì" a quella connessione speciale. Coltivate le relazioni che vi fanno alzare il volume della vostra luce e vi fanno venire voglia di essere generose, autentiche e coraggiose. Perché sono quelle le relazioni che meritano il vostro "sì" più luminoso!

Sia chiaro, amiche mie, dire "sì" alla crescita e alle relazioni sane non significa diventare delle "yes woman" e cercare di piacere a tutti. Anzi, a volte dire "sì" a noi stesse e ai nostri valori significa dire "no" alle aspettative o alle pressioni esterne che non ci risuonano. L'importante è ascoltare la nostra voce interiore e seguire il brivido dell'entusiasmo e dell'amore, senza farci influenzare dalle paure o dai giudizi altrui.

Quindi, ragazze, siate audaci nel vostro "sì" alla crescita e alle connessioni che vi fanno espandere il cuore! Non abbiate paura di abbracciare le sfide che vi fanno brillare e le persone che vi fanno sentire vive. E soprattutto, non dimenticate che ogni "sì" coraggioso che dite a voi stesse e al vostro cammino è un atto di fede nella vostra bellezza e nel vostro potenziale sconfinato. Quindi, siate fiere dei vostri "sì" e godetevi il viaggio meraviglioso che vi porteranno a vivere!

Ricordate, amiche mie, che la vita è un'avventura troppo bella per passarla a rimpicciolirsi e a nascondersi. A volte, un "sì" audace a un'opportunità di crescita o a una relazione speciale è tutto ciò che serve per farci spiccare il volo verso la versione più radiosa e realizzata di noi stesse. Quindi, siate coraggiose, siate fiduciose, e soprattutto, siate pronte a dire "sì" a tutto ciò che vi fa sentire più vive, più amate e più autenticamente voi! Il mondo ha bisogno della vostra luce più bella e del vostro "sì" più potente!

Continuate a brillare, a dire di sì ai vostri sogni più grandi e ad amare alla grande, un'avventura alla volta!

Calibrare Le Proprie Risposte

In Base Al Contesto E Alle Priorità

Okay, ragazze, abbiamo parlato di dire di sì alla crescita, all'amore e alle opportunità che ci fanno battere forte il cuore. Ma sapete una cosa? A volte, la vita ci mette davanti a situazioni in cui non è così facile capire se dire "sì" o "no"! Magari vi ritrovate con mille impegni e richieste diverse, e non sapete più da che parte girarvi. O magari vi si presenta un'occasione intrigante, ma non siete sicure se sia in linea con i vostri obiettivi e i vostri valori. È qui che entra in gioco l'arte di calibrare le vostre risposte in base al contesto e alle vostre priorità! 🎯

Sapete, amiche mie, non esiste una regola universale per decidere quando dire "sì" o "no". Quello che funziona in una situazione potrebbe non funzionare in un'altra, e quello che va bene per la vostra amica potrebbe non andare bene per voi. L'importante è sviluppare la capacità di valutare ogni situazione con chiarezza e di allineare le vostre risposte con ciò che conta davvero per voi. Quindi, quando vi trovate di fronte a una scelta, prendetevi un momento per fare un bel respiro e per chiedervi: "Quali sono le mie priorità in questo momento? Quali sono i miei valori e i miei obiettivi? E come posso onorare tutto questo nella mia risposta?".

Facciamo un esempio concreto: immaginate che la vostra migliore amica vi chieda di andare con lei a un concerto il giorno prima di un esame importante.

Magari una parte di voi vorrebbe dire "sì" per il gusto di condividere un'esperienza divertente con lei, ma un'altra parte sa che dedicare quella serata allo studio potrebbe fare la differenza per il vostro successo accademico. Ecco, in una situazione come questa, calibrare la vostra risposta significa soppesare le vostre priorità e trovare un modo per onorare sia la vostra amicizia che il vostro impegno verso lo studio. Magari potreste proporre alla vostra amica di festeggiare insieme dopo l'esame, o di trovare un altro momento per stare insieme che non comprometta la vostra preparazione. L'importante è essere sincere con voi stesse e con gli altri, e trovare un equilibrio che vi faccia sentire in pace e allineate.

E ricordatevi, ragazze, che calibrare le vostre risposte non significa essere rigide o calcolatrici. Anzi, a volte la flessibilità e l'apertura alle opportunità inaspettate possono portare a esperienze meravigliose e arricchenti! L'importante è imparare ad ascoltare il vostro istinto e a fidarvi della vostra bussola interiore. Se un "sì" vi fa sentire eccitate, ispirate e in sintonia con i vostri valori, allora vale la pena di esplorarle! Ma se un "no" vi fa sentire sollevate, centrate e fedeli a voi stesse, allora non abbiate paura di pronunciarlo con gentilezza e determinazione.

Quindi, amiche mie, siate sagge e amorevoli nel calibrare le vostre risposte alle diverse situazioni della vita. Non c'è una formula magica o una risposta giusta per tutto, ma solo la vostra capacità di navigare le complessità del mondo con grazia, autenticità e fedeltà a voi stesse.

Siate pazienti con voi stesse mentre imparate a trovare il vostro equilibrio, e non dimenticate mai che ogni "sì" e ogni "no" che pronunciate con consapevolezza e amore è un passo verso una vita più appagante e allineata con il vostro cuore. ❀

Ricordate, ragazze, che la vita è un'arte, non una scienza esatta. A volte ci vuole un pizzico di intuito, un tocco di flessibilità e una dose abbondante di amore per sé stesse per trovare il giusto equilibrio tra i "sì" e i "no". Ma con la pratica, la riflessione e la fiducia in voi stesse, imparerete a calibrare le vostre risposte in modo sempre più naturale e gioioso, onorando le vostre priorità e abbracciando le opportunità che vi fanno fiorire. Quindi, siate orgogliose dei vostri "sì" e dei vostri "no" calibrati, e godetevi il viaggio di scoperta e di crescita che vi porteranno a vivere! ☺💕

Continuate a brillare, a navigare con grazia tra le vostre scelte e ad amare con tutto il cuore, un "sì" e un "no" alla volta! 😘✦

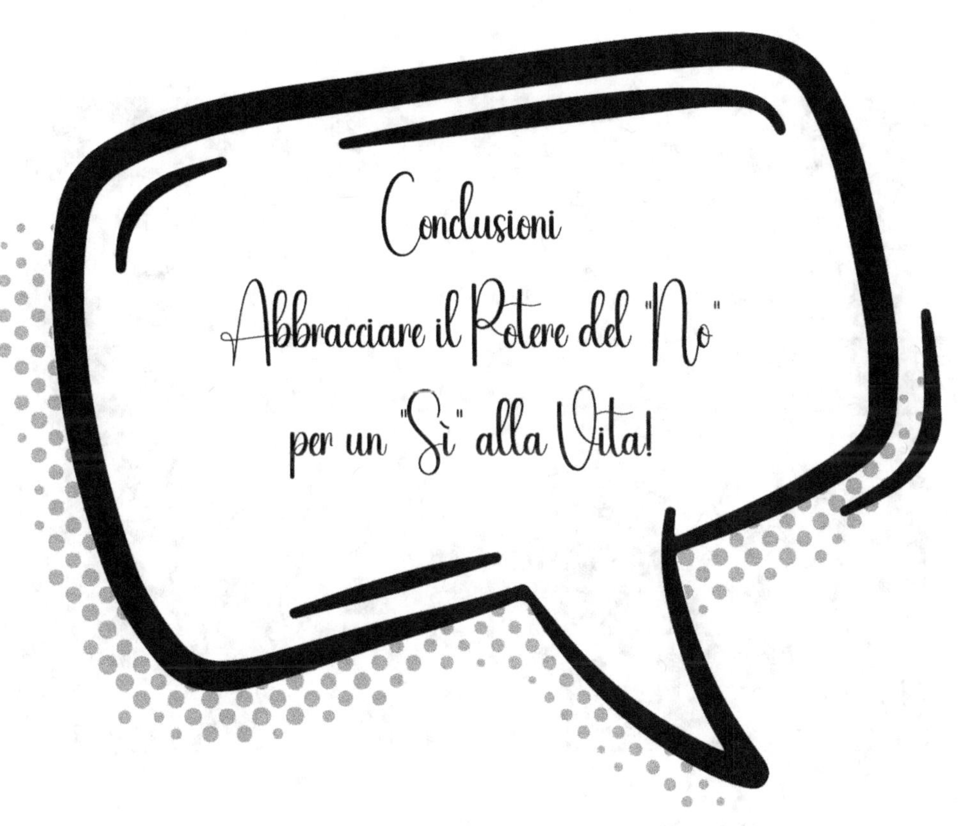

Conclusioni
Abbracciare il Potere del "No"
per un "Sì" alla Vita!

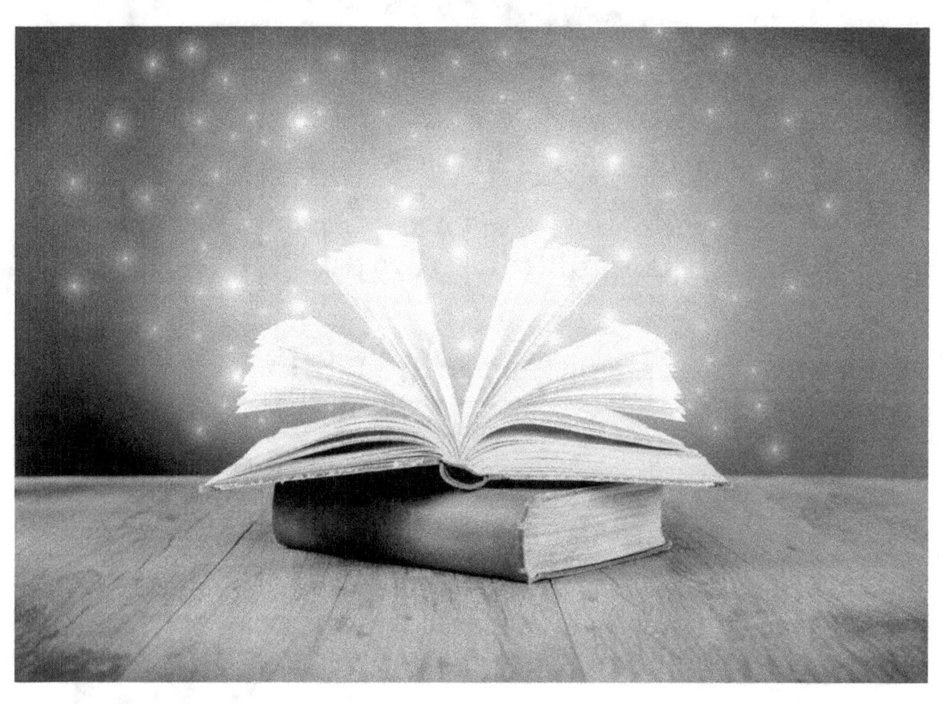

*"Le donne hanno le palle. È solo che
le hanno un po' più in alto, tutto qui."*
(Joan Jett)

Eccoci qui, ragazze, alla fine di questo viaggio insieme nel mondo affascinante e a volte complicato del dire di no! Spero che questo libro vi abbia fatto sorridere, riflettere e soprattutto vi abbia dato gli strumenti per trovare il vostro equilibrio personale tra il "sì" e il "no". Perché diciamocelo, amiche mie, la vita è troppo preziosa per passarla a fare da zerbino o a bruciarsi per le aspettative degli altri! 😉

Abbiamo esplorato tanti temi importanti, dalla pressione sociale ad essere sempre disponibili ai benefici del saper dire di no, dalle radici psicologiche del "sempre sì" alle strategie pratiche per comunicare i nostri limiti con assertività e grazia. E abbiamo anche parlato dell'importanza di dire di no a noi stesse quando serve, per crescere e inseguire i nostri sogni più grandi. Insomma, ce n'è abbastanza per fare un dottorato in "noologia applicata"! 😛

Ma al di là delle tecniche e delle teorie, quello che conta davvero è il messaggio di fondo di questo libro: dire di no non è un atto di egoismo o di scortesia, ma un atto di amore e di rispetto per noi stesse e per gli altri. Quando impariamo a calibrare le nostre risposte in base ai nostri valori e alle nostre priorità, non solo ci prendiamo cura della nostra salute e della nostra felicità, ma diventiamo anche partner, amiche, colleghe e cittadine migliori, più autentiche e più capaci di dare il meglio di noi nei momenti che contano davvero. 🖤

Quindi, amiche mie, vi invito a fare vostro il potere del "no" e a usarlo con saggezza e con gioia! Non abbiate paura di stabilire i vostri confini, di rispettare i vostri bisogni e di scegliere con cura a cosa e a chi dire di sì. E quando direte di no, fatelo con gentilezza ma anche con fermezza, sapendo che state onorando la vostra verità più profonda e che state aprendo lo spazio per i "sì" che fanno cantare il vostro cuore. Perché alla fine, il segreto di una vita piena e appagante non è dire di sì a tutto e a tutti, ma dire un grande, consapevole e gioioso SÌ a voi stesse e ai vostri sogni più autentici!

Ricordate, ragazze, che il "no" è un muscolo che va allenato con pazienza e con amore. Ci saranno giorni in cui vi sembrerà difficile o spaventoso, e altri in cui vi sentirete fiere e leggere come farfalle per aver difeso i vostri spazi e i vostri desideri. Ma con la pratica, la fiducia in voi stesse e il sostegno delle persone che vi vogliono bene, imparerete a danzare con grazia tra i "sì" e i "no" della vita, creando un'esistenza su misura per voi, che vi fa sentire vive, amate e pienamente realizzate.

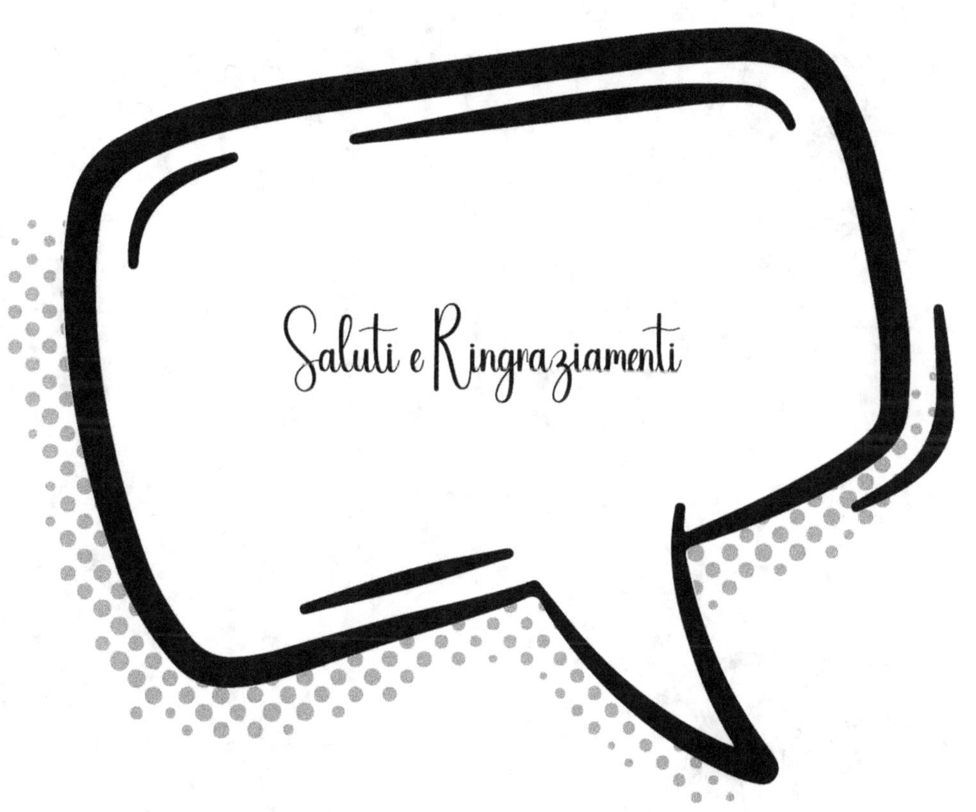

Saluti e Ringraziamenti

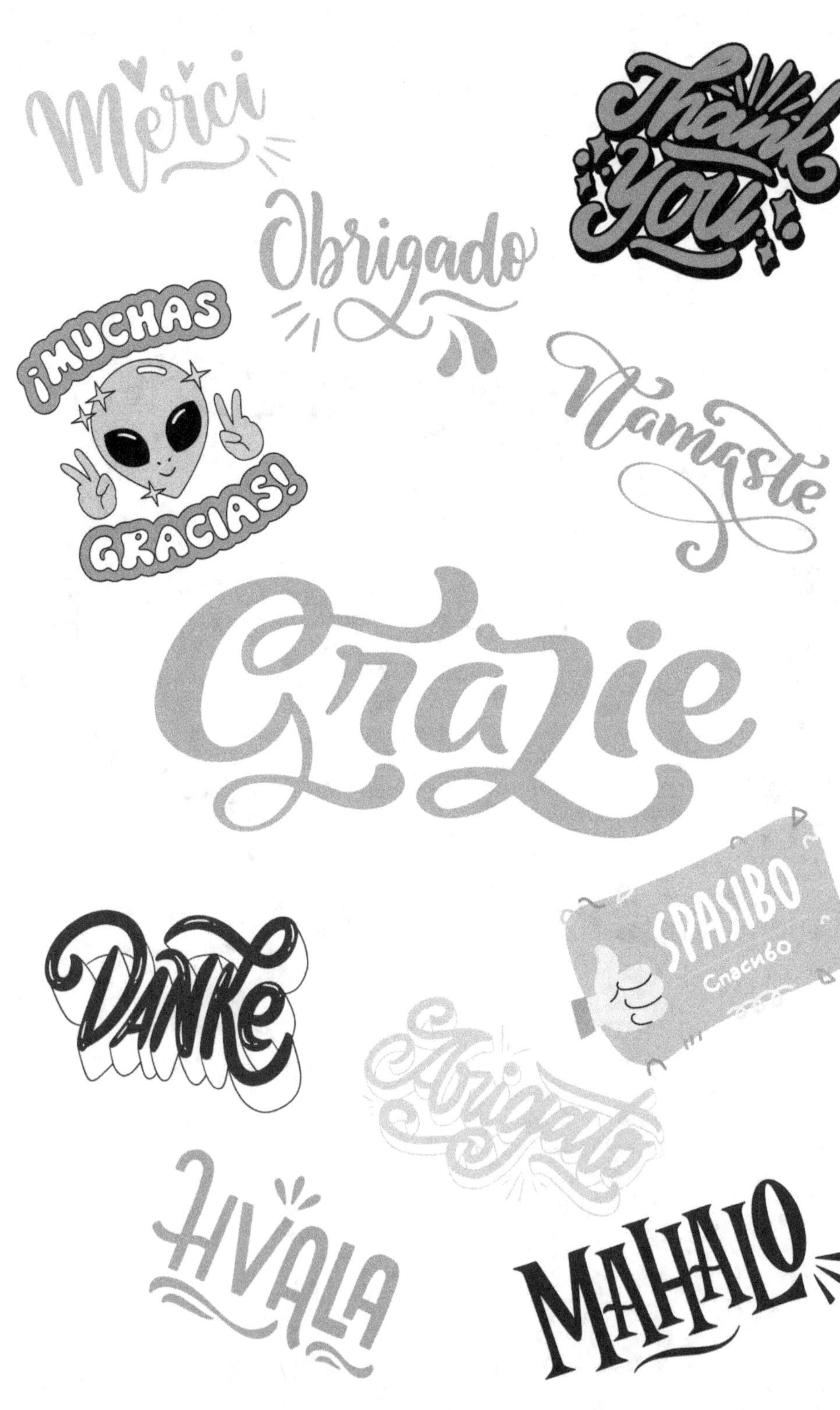

Merci
Thank you
Obrigado
¡MUCHAS GRACIAS!
Namaste
Grazie
DANKE
SPASIBO
Спасибо
Arigato
HVALA
MAHALO

Lettera Aperta

"Care ragazze,

eccoci giunte alla fine di questo meraviglioso viaggio insieme, un'avventura tra le pagine di questo libro che spero vi abbia fatto sorridere, riflettere e soprattutto vi abbia dato la carica per abbracciare il vostro potere di dire di no con grazia e determinazione!

Ma prima di salutarci, ci tengo a dirvi una cosa importante: GRAZIE! Sì, avete capito bene, un grazie gigante e pieno di affetto per aver scelto di dedicare il vostro tempo prezioso a leggere queste pagine, per aver aperto il vostro cuore a questi temi così cruciali per la nostra crescita e la nostra felicità. Il fatto che siate arrivate fin qui è già una prova del vostro impegno verso voi stesse e del vostro desiderio di vivere una vita più autentica e appagante. Bravissime!

Sapete, scrivere questo libro per voi è stato un po' come creare una pozione magica: ho mescolato concetti psicologici, storie di vita, consigli pratici e un pizzico di umorismo, con la speranza di ottenere un elisir di saggezza e di empowerment che potesse accompagnarvi nelle vostre avventure quotidiane. E il fatto che siate qui, a leggere queste righe, mi fa pensare che la magia ha funzionato!

Quindi, mie care amiche e compagne di viaggio, permettetemi di dirvi ancora una volta grazie, dal profondo del mio cuore. Grazie per la vostra curiosità, per la vostra apertura mentale, per il vostro coraggio nell'affrontare temi a volte scomodi o sfidanti. E grazie soprattutto per essere voi stesse, donne straordinarie, uniche e preziose, ognuna con la sua storia, i suoi talenti e i suoi sogni da realizzare. Siete voi le vere protagoniste di questo libro e della vostra vita, e io sono onorata e grata di aver potuto condividere con voi queste pagine e queste riflessioni. 🖤

E ora, prima di lasciarvi andare a conquistare il mondo con i vostri "no" più belli e coraggiosi, vorrei regalarvi un ultimo pensiero: ricordate sempre che questo libro non è un punto di arrivo, ma un punto di partenza. È una bussola che vi indica la direzione verso una vita più fedele a voi stesse e ai vostri valori, ma siete voi a dover compiere il viaggio, un passo alla volta, con fiducia e determinazione. Continuate ad allenarvi nell'arte del "no", a prendervi cura di voi stesse e a circondarvi di persone che vi sostengono e vi ispirano. E soprattutto, non dimenticate mai di celebrare ogni traguardo, ogni sfida superata, ogni "no" che vi fa sentire più forti, più libere e più vive! 🎉

Quindi, mie care, è con un sorriso e una lacrima di commozione che vi saluto e vi ringrazio ancora una volta per essere state delle compagne di viaggio così speciali. Che il vostro cammino sia pieno di "no" coraggiosi e di "sì" che vi fanno cantare il cuore! E chissà, magari un giorno ci ritroveremo di nuovo tra le pagine di un altro libro, per esplorare insieme nuove avventure e nuove sfide. Fino ad allora, vi mando un abbraccio virtuale e un augurio dal profondo del mio cuore: che possiate sempre brillare della vostra luce unica e meravigliosa!" ⭐

Con affetto, gratitudine e un pizzico di nostalgia, la vostra amica e compagna di viaggio nel mondo del "no"! 😘💕

L.C. Brighton

P.S.: Mi raccomando, ricordati di "*RECENSIRE IL MIO LIBRO*"!

(Perchè in fondo, un pizzico di sana solidarietà femminile non guasta, no?) 😉

www.ingramcontent.com/pod-product-compliance
Lightning Source LLC
Chambersburg PA
CBHW061250250726
48653CB00002B/598